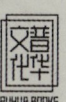

PUHUA BOOKS

我
们
一
起
解
决
问
题

治愈系心理学

在抑郁打败你之前
战胜它

〔美〕罗伯特·L.莱希（Robert L. Leahy）著
张淼 ————————————————— 译

BEAT THE BLUES
BEFORE THEY BEAT YOU
How to Overcome Depression

人民邮电出版社
北　京

图书在版编目（CIP）数据

在抑郁打败你之前战胜它 ／（美）罗伯特·L.莱希
(Robert L. Leahy) 著；张淼译. — 北京：人民邮电
出版社，2019.6（2020.11重印）
（治愈系心理学）
ISBN 978-7-115-51345-8

Ⅰ. ①在… Ⅱ. ①罗… ②张… Ⅲ. ①抑郁症－治疗
Ⅳ. ①R749.405

中国版本图书馆CIP数据核字(2019)第099506号

内 容 提 要

你是否觉得自己被消极的想法所迷惑，被孤独感淹没，被对失败的恐惧麻痹？如果是
这样，请相信你并不孤独。抑郁症没有界限，无论我们的性别、年龄和收入如何，都有可
能深受抑郁症的困扰，并且受抑郁之苦的人数在日益攀升。值得庆幸的是，抑郁症并不是
无法治愈的顽疾。

在本书中，美国认知心理治疗协会主席、认知行为治疗领域知名治疗师罗伯特·L.
莱希博士基于其30多年的治疗抑郁症的宝贵经验，用清晰易懂的方式介绍了抑郁症的成
因、症状，并结合众多真实的案例，揭示了运用认知行为疗法帮助抑郁者战胜绝望，停止
自我苛求，克服完美主义，摆脱孤独感，重新巩固友谊、爱情、事业，找到人生动力，最
终打破抑郁症的魔咒的方法。本书中包含了能使你的思维和行为远离抑郁的束缚的有效工
具和方法。

本书将成为伴你左右的抗抑郁指南，希望阅读本书能使你战胜抑郁，并有效降低抑郁
症复发的可能性。

◆ 著　　　[美] 罗伯特·L. 莱希（Robert L. Leahy）

　　译　　　张　淼

　　责任编辑　曹延延

　　责任印制　彭志环

◆ 人民邮电出版社出版发行　　北京市丰台区成寿寺路 11 号

　　邮编 100164　电子邮件 315@ptpress.com.cn

　　网址 http://www.ptpress.com.cn

　　涿州市京南印刷厂印刷

◆ 开本：700×1000　1/16

　　印张：16.5　　　　　　　　2019 年 6 月第 1 版

　　字数：300 千字　　　　　　2020 年 11 月河北第 6 次印刷

　　著作权合同登记号　图字：01-2018-8507 号

定　价：59.00 元

读者服务热线：（010）81055656　印装质量热线：（010）81055316
反盗版热线：（010）81055315
广告经营许可证：京东市监广登字 20170147 号

对本书的赞誉

《在抑郁打败你之前战胜它》是由一位经验丰富的临床医生撰写的一本出色的指导手册。罗伯特·L.莱希博士在这本书中介绍了抑郁症会引发的典型问题，并清晰地解释了如何解决这些问题。受抑郁症之苦的人一定要读一读这本书，谁未曾在人生的某个时刻陷入过抑郁呢？

——亚伦·T.贝克（Aaron T. Beck），医学博士、

宾夕法尼亚大学精神病学系名誉教授、拉斯科医学奖获得者

如果你深感抑郁或患上了抑郁症，这本书很适合你。这本书是由一位在世界范围内享有盛名的认知行为疗法专家撰写的，内容富有深度，罗伯特·L.莱希博士在这本书中对抑郁症做了科学的介绍，详细讲述了如何用被验证过的、行之有效的策略来战胜抑郁症。

——克里斯托弗·G.费尔伯恩（Christopher G. Fairburn），医学博士、

牛津大学精神病学系教授，著有《克服暴饮暴食》（*Overcoming Binge Eating*）

莱希博士在心理健康领域独树一帜，他非常严谨，具有亲和力，而且读者和临床医生都能轻松地读懂他的作品。他撰写的《在抑郁打败你之前战胜它》一书就具有这些特点，这本书会真正帮到那些受抑郁症之苦的人。

——托马斯·乔伊纳（Thomas Joiner），杰出的心理学教授、

布赖特-伯顿心理学奖获得者，著有《为什么要自杀》

（*Why People Die from Suicide*）

《在抑郁打败你之前战胜它》为解决抑郁症中最常见的问题提供了清晰、简明、实用的指南。莱希博士基于最新的研究和临床工作经验，再次为你提供了帮助你战胜抑郁症的工具。你今天就可以拿起这本书，开始运用其中的方法。这本书不仅内容吸引人，而且能给人带来启发，进而使人变得强大。

——艾利森·哈维（Allison Harvey），加利福尼亚大学伯克利分校

这本书达到了很高的水准，可读性和实用性都很强。罗伯特·L.莱希博士在这本书中对抑郁症患者表达了同情，提供了战胜抑郁症的简明易懂的方法。我非常推荐执业医生和他们的患者都读一读这本书。

——G.特伦斯·威尔逊博士（G. Terence Wilson），
新泽西州立罗格斯大学心理学教授

感谢认知行为疗法的创立者亚伦·T.贝克，
你拯救了许多人的生命。

目　录

相对较新的认知行为疗法可以帮助许多抑郁症患者。在过去的 30 年里，我和我的同事一直在研究这种治疗方法，现在，这种治疗方法在全世界范围内得到应用，它常被当作治疗抑郁症和焦虑症的一种选择。这种疗法可以帮助你改变自己的思维方式（认知）和行为方式（行为）。一旦你改变了自己的思维方式，随之改变的就是你的感知方式，然后自我延续的痛苦循环就会被打破。

令我感到惊讶的是，即使实际情况是积极乐观的，抑郁症患者的思维方式也一直是消极的。卡伦觉得自己没有任何优点，她认为自己没有吸引力、乏味，而且对别人来说自己是负担。我认为，她漂亮、聪明、有责任心、善良。她不认可自己在工作中做的任何事情，她只关注一些消极的方面，然后在头脑中把它们放大，把它们看得就像灾难一样。但是,她的老板认为,虽然她并不完美,但她的工作表现很不错。认知治疗师发现,当我们患上抑郁症的时候,我们倾向于对自己、我们的经历及未来持有负面的看法。我们称之为"负向三角"。

第 3 章 "做什么都没有用":如何战胜你的绝望 // 051

绝望是抑郁症最严重的症状之一。你感觉未来前景黯淡,对你来说做什么都不管用,而且一切都对你不利。你可能认为自己受到了命运的诅咒,你的运气很不好,或者你就是不具备快乐起来的条件。你可能认为你的人生充满了失败的经历,同时你预测未来只会充满失败和悲伤。在绝望的时候,你不相信自己会好起来。

对许多人来说，自我批评是抑郁症的一个核心特征。它的具体表现是责怪自己（"都是我的错"），给自己贴标签（"我不敢相信我有多么愚蠢"），讨厌自己（"有时候我都受不了我自己"），怀疑自己（"我就是无法做出正确的决定"），以及忽视自己的优点（"任何人都可以做那件事，那不难"），而且当你自我批评时，最小的错误或最不起眼的缺点都会使你自我厌恶。如果你打翻了一杯咖啡，你就是个笨蛋。

当你抑郁的时候，你会把错误归咎于自己。你认为，如果你犯了一个错，那就完全是你的错，不该责怪别人。你认为，你应该预知未来，而且你认为，一个错误不仅是你在前进道路上的麻烦或波折，而且是一场灾难。当你犯错时，你会给自己贴上最严厉的标签："我是个白痴。我很蠢。我做不好任何事情。"

珍妮弗（Jennifer）独自坐在家里，似乎没有动力做任何事情。因为她患上了抑郁症，她待在公寓里的时间变得越来越长，她常常在醒来后躺在床上好几个小时。她没有任何精力。下班回到家后，她只想"冬眠"，待在家里，尽情地吃垃圾食品，就好像什么事情都不值得去做一样。在患抑郁症之前，她非常活跃。她一周会去健身俱乐部三次，和朋友见面，看电影，以及沿着河边骑自行车。但是，现在对她来说这些事情似乎都不再具有吸引力了。

当我们抑郁的时候，我们常常很难做出决定。也许在我们的整个人生中都要面对如何做出选择这个问题。一位女士这样描述6岁时的自己："我记得我经过客厅，然后在中间停了下来，无法决定往哪个方向走。"另一位女士感到非常困扰，不知道自己应该在哪个地方参加志愿活动。结果，她花了一年多的时间，才开始当志愿者（最终她发现这份工作非常有意义）。一位男士最近失业了，他知道锻炼通常会让他感觉好一点，但是，他无法决定是否要去健身俱乐部锻炼。他想躺在床上，同时他也清楚锻炼（尽管有时候对他来说很难）可能会让自己感觉好一点，他一直在这两个选择之间挣扎。当然，当他无法做决定的时候，他往往就会待在家里。

第 8 章 "我一直翻来覆去地想……"：如何克服你的反刍思维 // 155

安的大脑一直在快速运转，她似乎没办法忘记分手这件事。她一直在脑海中回放他们相处的那些场景。"我一直在回想争吵的片段。我在想当时自己是否可以用不同的方式来处理问题。"她会搜寻证明利昂自私又残忍的蛛丝马迹："我一直在想，曾经有一些迹象表明他是一个以自我为中心的人，但为什么我没有发现呢？"安一度很难接受利昂在自私的同时也具有一些好的品质（如"他很有趣，而且会带我出去玩"）。"我无法把这些想法整合在一起。"安强调说。安遇到了抑郁症中最常出现的问题，那就是反刍的倾向。

第 9 章 "我只是一个负担"：如何让你的友谊带给你更多收获 // 171

罗莎（Rosa）因为失业陷入了抑郁，由此她开始孤立自己。上一次抑郁发作时，她也是这么做的，这对她的一段友谊带来了消极的影响。工作时，她会缩在自己的小隔间里，几乎不和别人说话。她说："和他们谈论我的生活，会让他们觉得无聊。他们拥有他们期望拥有的一切，而我什么也没有，他们怎么会想和我说话呢？"

下班回到家之后，她会放纵自己大吃大喝，然后坐在电视机前看一些第二天几乎回想不起来的节目。但是，现在她一直待在家里，反刍着丢掉工作这件事，并感到抑郁、绝望和被排斥。她的感觉和很多失业的人一样，但是，现在她更加孤立自己了。我问她："你有没有打电话约某个朋友出来见面？"她回答："在你情绪低落的时候，没有人会希望接到你的电话。"

第10章 "我不能忍受独自一人"：如何战胜你的孤独 // 185

在抑郁的时候，我们常会感觉自己对他人来说毫无价值，所以我们可能会孤立自己。玛丽亚的症状——把自己隔绝在公寓里反刍发生的事情有多么糟糕然后感觉自己深陷在困境和孤独中无法自拔——在抑郁症患者当中非常典型。实际上，孤独会让你的抑郁持续多年，而且自相矛盾的是，抑郁症会导致你花更多的时间一个人待着。独处有时候是一件好事，它能让你给自己时间进行反思。但是，当你抑郁的时候，独处会让你产生孤独、被拒绝，以及绝望的感觉。这些想法和感觉会让你害怕再次被他人拒绝。由于你对被拒绝变得更加敏感，你就会更少主动和别人交谈，更少和自己仅有的几个朋友见面。

第 11 章 "我的爱情正在离我远去"：如何巩固你的亲密关系 // 201

如你所知，抑郁症有许多成因，亲密关系可能就是其中之一。无论对男性还是女性来说，亲密关系中的矛盾和抑郁症都高度相关。首先，亲密关系中的矛盾可能导致你患上抑郁症：如果你或你的伴侣对你们的亲密关系感到不满意，那么你们中的一个人或双方很有可能会在某些时刻感觉抑郁。实际上，亲密关系出现问题的女性陷入抑郁的可能性是亲密关系未出现问题的女性的 25 倍。反之，抑郁症也可能导致亲密关系出现问题。实际上，亲密关系出现问题的情侣或夫妻中至少有一方患有抑郁症的概率是 50%。

第 12 章 "我感觉好一些了，要怎么保持下去呢？"：如何预防旧病复发 // 227

谁更有可能病情复发呢？有一些因素会让你变得更脆弱，从而使你更容易病情复发。这些因素包括抑郁症发作的次数、抑郁症早期发作的情况、酗酒、童年时期遭受虐待，以及患者自身特有的抑郁症的一些特点：反刍的方式、消极事件（如失业或个人矛盾）、人际关系矛盾、功能失调性态度、扭曲的想法（如非黑即白思维），以及扭曲思维（包括消极地看待事物及消极地行动）。在本章里，我们将会探讨抑郁症复发的早期征兆，那样你就可以尽早发现，尽快使病情有所好转。

第 13 章　最后的想法 // 241

抑郁症是你人生中的一个巨大障碍。它让你无法享受人人都拥有的简单的快乐。有时候，它会让你成为自己最糟糕的敌人，因为你会因为每一件不完美的事情而批评自己。当你努力寻找意义和希望的时候，它在黑暗中笼罩着你。但是，抑郁症是可以被打败的。

附　录　进一步治疗的资源 // 245

第1章
什么是抑郁

"一切都让人感到那么绝望。"卡伦（Karen）说。她一边看着自己的手，一边开始流泪。"早上起床很困难。我定了闹钟，但不想起床。当我想到马上就要去上班时，我的心就往下沉。我害怕早晨。我不对任何事情抱有期待。"

每天早上，卡伦都会很早就醒来，然后感到一阵强烈的悲伤。她会独自一人躺在床上，想着自己的人生是多么糟糕。"我为什么是这样子的？我好像做不好任何事情。"她的头脑中全是痛苦、悲伤的想法，这些想法让她感觉自己似乎没有理由继续活下去了。天还没亮，她已经在痛苦中开始了新的一天。"我发现自己会无缘无故地哭泣，"她告诉我，"我只是希望自己可以睡着，永远沉睡下去。"

卡伦第一次来见我的时候是32岁。那时候，她和加里（Gary）分居了一年多，他们将在几个月后离婚。他们的婚姻在4年前就开始变得糟糕，加里专横跋扈，对卡伦的感受不屑一顾，而且几乎挑剔她做的每一件事情。卡伦带有歉意地对我说："我尝试过做一个好妻子。"然后，她为自己辩护道："在公司，我努力地工作，但在家我却不能像加里要求的那样做好每件事。"加里会说卡伦不负责任、懒惰和粗心。如果卡伦反驳，加里就会变本加厉地贬低她。对于加里来说，没有什么事是卡伦做得足够好的。他感觉自己高人一等，而卡伦感觉备受打击。

最初，卡伦对婚姻抱有很大的希望。加里看上去是一个自信的、有责任感的人，而卡伦感觉他是一个值得自己尊重的人。"他是完美的约会对象，"卡伦说道，"我记得当时他会送我鲜花，带我去高档的餐厅吃饭，然后告诉我，我是多么漂亮。"她低下了头继续说："但那似乎是很久以前的事情了。"卡伦说，她知道自己在他们结婚的前一周犯了错。这让加里开始对她变得很挑剔，甚至说自己不确定是否要和她结婚。但是，卡伦感觉自己没办法取消婚礼，因为有很多人要参加婚礼。

结婚后的第一年，他们的亲密度就迅速降低。他们根本就不恩爱，性生活也很少。加里每天都很晚回家，有时候他看起来有一点兴奋。他说自己和商业伙伴一起出去应酬了，他需要通过社交活动来和同事保持联系。最终，卡伦开始怀疑加里有外遇，但是她没有证据。在此期间，他们几乎为每件小事争吵——谁负责做家务、购物和制订计划等。毕竟，卡伦说："我也有工作。"但是，加里总是想按照自己的想法行事。

然后，到了第三年，加里告诉卡伦，他想分居。他在工作中遇到了一位女性，她是另一家公司的销售员。那个女人离过婚，有一个 5 岁大的儿子，加里一下班就去和她约会的日子已经持续好几个月了。"她理解我，而且更符合我的要求，"他说道，"我真的想结束这段婚姻。"

卡伦感到非常震惊。她对加里有外遇和欺骗自己感到很愤怒。但是，她也责怪自己，她说："如果我更迷人、更有趣，他就不会有外遇了。我还不够好到能留住一个男人。"现在，她感觉自己什么都没有了，她的年纪已经不小了，现在却孤身一人。她对我说："我已经很久没有和我的朋友联络了，我总是在家里等加里回来。在结婚之前，我常常会和朋友见面。现在，我一无所有。"

卡伦对其他事物也失去了兴趣。"以前我会去健身房做运动。那会让我充满活力，让我对自己感觉很好。但是，我已经有一年多没去健身房了。"她一直在吃垃圾食品，也就是"安慰食品"，因为这些食物会让她在几分钟内感觉稍微好一些。但是，她的饮食失控了，而且体重正在攀升。"看看我，"她说，"谁会想和我在一起？"

我让卡伦向我描述她的抑郁情绪看起来是什么样子的。"我看到自己在一个空荡荡的房间里，躺在床上，窗帘拉上了，"她说道，"我孤身一人，而且我在哭。"她与我对视了一下，然后看向别的地方。"那就是我未来的生活。我会一直孤身一人。"

当我写到这里的时候，我想起了卡伦，回想她的感觉有多糟糕让我也悲伤了起来。我可以看到伤心、绝望和自我批评正在折磨着她。她感觉离婚就证明了自己有多么不讨人喜欢，并且没有人想和她在一起。她看不到自己曾经和他人建立了紧密的联系，她拥有尊重和喜爱她的朋友，而且她在工作中效率很高，也很受重视。她无法发觉自己是聪明的、善良的和愿意付出的。她不知道自己的悲伤和自我厌恶可能不会永远持续下去。

但是，我是幸运的。我知道卡伦的痛苦是如何结束的，那对我来说是一段快乐的记忆。她战胜了自己的抑郁，现在，她的生活中出现了一位男士，她重新获得了自信和更现实的自尊。一个曾经感觉无望、沉浸在悲伤和绝望中的人，是如何在隧道的尽头找到一丝光亮的呢？

把卡伦从抑郁中拯救出来的不是那位男士，而是她自己。她学会每天管理好自己的生活。她开始辨认和改变自己的负面思维，这样做让她感觉更好，她的表现也更好。当她感觉孤独和自己不讨人喜欢时，她开始和朋友见面，她的人际关系也不断拓展，而且，她了解到，只要掌握了正确的方法，自己就可以成为自己的治疗师。

抑郁症是一种现代流行病

卡伦的故事听起来可能像是你认识的某个人或者你自己的故事。你可能会说："我知道躺在床上，头脑里全是负面想法，没有精神去做任何事是什么感觉。我会懊悔过去，害怕未来，感觉自己生活在一个充满黑暗的世界，快乐似乎永远不属于我。"你可能像卡伦一样，感觉自己不讨人喜欢，你的梦想被抛在脑后，你感觉自己无路可走。你甚至可能认为在一生当中你将交不到一个朋友且永远孤身一人，或者你可能会相信，人们在真正了解你以后就不再喜欢你了。你也许像卡伦一样正在艰难地度过每一天，头脑里有个刺耳的声音告诉你，你做不了任何事，做什么都没用，而且生活没有任何快乐或意义。

如果真是如此，你也并不孤独。每年，美国大约有 11% 的人会患上抑郁症，有 19% 的人会在一生中的某个时刻受抑郁症之苦，这意味着抑郁症基本上会影响 6 000 万美国人。在我认识的人中，没有一个人不受抑郁症的影响，无论是自己患有抑郁症，还是某个亲近的人患有抑郁症。几乎可以肯定的是，你周围的某个人，可能是你的家人、好朋友、同事，会在某个时刻成为抑郁症的受害者。抑郁症是一种世界范围内的流行病，它会夺走生活的意义和快乐，甚至是人的生命。

许多人的抑郁程度还没有严重到会被诊断为抑郁症，但他们依然有抑郁的症状。事实上，1/5 的成年人，以及 1/2 的儿童和青少年都报告在过去六个月的时间里有某种抑郁症状。抑郁症在幼儿中还不是很常见，但它已经成为困扰青少年的一个大问题，而且青少年的患病率一直在上升。这是一种警示，不仅是因为我们希望青少年时期成为一个快乐和积极的人生阶段，也是因为在患有抑郁症的孩子中有一半将来会成为抑郁的成年人，而且，年轻人的自杀率一直呈上升趋势。

为什么我们会前所未有地抑郁？心理学家简·腾格（Jean Twenge）发现，在过去的 50 年，抑郁症患病率的上升与个人主义的兴起以及缺乏社会联系有关。在 19 世纪，几乎没有人独居。但是，如今大约有 26% 的人一个人住。在后面的章节中，我们将会更仔细地探究孤独和人际关系问题是如何影响抑郁症的。历史和文化趋势也对抑郁症有影响。不断更替的流行趋势可能让你感觉自己落伍了，电视上持续报道的坏消息可能会让你变得悲观，而且基于信任构建起来的社区的减少可能会让你持有愤世嫉俗的观点。腾格曾在她的书中介绍了不现实的过度期待和自恋，并把这些趋势与焦虑和抑郁症的患病率上升联系在了一起。社交媒体的各个方面都反映了人们的自恋——如那些被仔细修改过的根本不存在的拥有完美身材和皮肤的女性照片。无论实际表现如何，总是强调自己很棒的人就属于自恋者。许多年轻人刚开始工作时往往怀有不切实际的期待，希望立刻取得成功，这说明他们也有自恋倾向。腾格追溯了权利意识和不现实期待的兴起，这两个因素也与焦虑和抑郁症的患病率上升有关。我们期待得越多，就感觉越匮乏。

我们的社群感越来越薄弱。在 20 世纪 50 年代，美国的工薪阶层会一起去打保龄球，他们常会以自己身着的队服为傲。现在，人们大多都独自一人去打保龄球，如果这项运动还流行的话。人们着了迷一般坐在电视机前，看着其他人在无穷无尽的真人秀中过着"真实的生活"。我们和其他人的联系减少了，这也与焦虑和抑郁症的患病率上升有关。我们一直从这个社区搬到那个社区，从这份工作换到那份工作，成年之后无法和儿时的朋友保持联系，而且公民组织（工会、家长—教师团体、社团、教堂、志愿者组织）的减少让我们更加孤立，进而使我们感觉越来越孤独和抑郁。

我们变得越来越专注于自我，越来越少地与他人联系。

许多人害怕过每一天，在其他人走在阳光下时他们却沉浸在悲伤中，在一个灰暗的世界中度过孤独的一天，知道这一点或许会让你感到没那么孤独。但是，好消息是，现在抑郁症的治愈率很高，只要你接受正确的治疗。像卡伦一样，你可能会找到一条康复的道路。你可能会发现思考、行动以及与其他人相处的新方式。令你惊讶的是，你可能会发现你的内心拥有开启人生的新大门，并且通过它创造一个有意义的人生。

你生命中的一扇门

在我成为执业治疗师的 27 年里，许多人都曾问我："每天都要面对抑郁症患者，你不会变得抑郁吗？"讽刺的是，恰恰相反。面对抑郁症患者让我感觉很好，因为我知道他们可以从我这里获得帮助。

是的，好消息是，如果能获得有效的治疗，你就有希望战胜抑郁症，而且一旦取得了成功，你就很有可能能够阻止抑郁症复发。新的自助技巧也许能够帮助你转变负面思维和令人痛苦的悲伤情绪。然而，这并非易事，这需要你付出巨大的努力。但是，现在有许多强大的工具和方法，你可以通过学习使用这些工具来帮助自己。

相对较新的认知行为疗法可以帮助许多抑郁症患者。在过去的 30 年里，我和我的同事一直在研究这种治疗方法，现在，这种治疗方法在全世界范围内得到应用，它常被当作治疗抑郁症和焦虑症的一种选择。这种疗法可以帮助你改变自己的思维方式（认知）和行为方式（行为）。一旦你改变了自己的思维方式，随之改变的就是你的感知方式，然后自我延续的痛苦循环就会被打破。

你不必再花很长时间接受一位捋着胡子，问着对你而言没有意义的无关问题的治疗师的治疗。如果你接受了认知行为疗法，今天你就可以开始改变你的人生。对很多人来说，与其他方法相比，认知行为疗法能带给他们更持久的效果。如果你是中度或重度抑郁症患者，并且接受了药物治疗，然后在好转后终止了药物治疗，那么你在接下来的 12 个月里再次陷入抑郁的概率很高（为 76%）。但是，如果你是在接受了认知行为疗法后有所好转的，那么你在终止治疗后，复发的概率会很低（为 30%）。此外，更有益的一点是，你将学会有效降低抑郁症复发率的方法。吃药并不会让你习得任何技巧，但认知行为疗法会。

如果你是我的一位患者，在开始接受认知行为治疗的时候，我可能会问你：“今天你想解决什么问题？”我不会被动地听，而是积极地参与进来，让你评估自己的想法并用现实来检验它们，让你尝试找到思考事物的新方法，然后考虑你可能尝试的具体的新行为。我会给你布置家庭作业，那样在两次治疗间隔的时间段内，你就可以成为自己的治疗师。我们会定期评估你的进展，思考为什么有些做法不奏效，并且试验新的技巧。我们不会中途放弃，而且我们会鼓励你从今天开始就做出改变。

在本书中，我想和你一起运用这种主动的、参与式的、面对面的方法。在治疗抑郁症近 30 年的时间里，我已经从我的患者以及生活中学到了很多，我的许多患者发现了有效的技巧和策略，我认为你也可以从中学到很多。本书就是你的工具箱，你可以从中找到每天都能运用的、将自己从抑郁的痛苦中解救出来的技巧。我希望，无论何时只要你感觉在自我批评、优柔寡断或绝望，请打开本书，找到你需要的工具，然后帮助自己。成功的秘诀是让你成为自己的治疗师、你自己的"人生教练"，那样你就不需要从其他人那里获得安慰，或者让他们为你指明方向。最终，你将成功掌控自己的生活。

根据抑郁症的严重程度，至少在开始阶段对你而言最好的方法可能是寻求一些外部帮助。慢性的、长期的、使人变得虚弱的抑郁症可能会严重影响你的生活质量，而且在许多案例中，这些慢性疾病是由不当治疗引发的。如果抑郁症使你变得虚弱，那么很重要的一点是你需要认真对待它，并且积极、全面地治疗它。在本书中，你将会学到许多认知行为疗法的技巧。除此之外，我们还介绍了生物疗法的内容。对你而言最理想的安排是，接受一位受过训练的认知行为治疗师的协助，同时获得一位医生的帮助，你可以与后者探讨其他的选择。

在本书中，我们将一起探讨一些你可以随时使用的技巧。我们将检视你和你的伴侣如何才能更好地维系亲密关系，以及你如何才能建立能给你带来更多收获和尊重的友谊。抑郁症可以影响你生活中的方方面面，所以你将需要随时可以使用的工具和方法。如果我只给你安慰，你只会在几分钟内感觉好一些，而如果我把方法和工具教授给你，当我不在你身边的时候，你就可以自己解决问题了。

不要等待其他人来拯救你。你可以拯救你自己。

抑郁症的剖析

抑郁症不仅仅包含一两个症状，它是由一系列不同的想法、感觉、行为和体验构成的。心理学家和精神病学家开发了一个评估和对这种难以捉摸的、不断变化的痛苦复合体进行分类的系统。如果我们给予的诊断结果是"重度抑郁症"，这意味着你的抑郁状态（悲伤、对一切活动不感兴趣）已经持续了两周，而且你至少有以下症状中的四种：

- 感觉自己毫无价值或内疚
- 难以集中精神或做出决定
- 疲劳或精神不振
- 失眠或嗜睡（睡眠过多）
- 没有食欲、体重减轻或增加
- 情绪激动或活动迟缓
- 出现死亡或自杀的念头

在做出诊断前，我们会排除可能会引发抑郁症症状的医学方面的问题，如甲状腺失调。我们也会分析在你的生活中发生的一些事情。例如，我们通常不会把一位正因为失去自己深爱的人而感到痛苦的人诊断为抑郁症患者，除非其抑郁的状态持续了很长一段时间。

不同种类的抑郁症

抑郁的表现方式有很多。你可能像我们刚刚描述的那样患有重度抑郁症，或者你可能患有持续大约两年时间但程度较轻的抑郁症，我们称之为"情绪障碍"。你也可能同时患有情绪障碍和重度抑郁症，这样你就会被诊断为"双重抑郁症"。许多女性在生完孩子后会患上产后抑郁症。

你需要记住双相障碍（过去我们称之为"躁狂抑郁症"）的诊断标准和

症状。患有双相障碍的人时而情绪低落，时而狂躁，处于狂躁状态时他们会感觉兴高采烈，拥有过高的自尊和充沛的精神。他们说话时语速很快，思绪混乱，他们可能显得极其愚蠢，而且似乎不需要很多睡眠。他们可能会冒不必要的风险，或是性欲异常强烈。拥有上述狂躁症状中的几种，但不是很严重的人的病症被称为"轻度躁狂"。

如果你曾感觉狂躁或轻度狂躁，那么你可能就患有双相障碍。你的治疗师或心理医生可以为你进行诊断。把你的狂躁症状告诉他很重要，因为如果你患有双相障碍，而且正在接受药物治疗，你的医生会为你制订一个具体的计划。

如果你患上了双相障碍，仅仅依靠抗抑郁药物可能会让你的情况更糟糕。许多双相障碍患者经历了一种"循环"，当他们只服用抗抑郁药物时，会进入一种焦虑狂躁的状态，他们会经历从抑郁到焦虑狂躁的情绪突变。但是，无论你是单相抑郁（没有狂躁的症状）还是双相障碍，本书都可以帮助你避免在未来发作，并在治疗抑郁症期间获得更好的成效。

抑郁症的成因

抑郁症没有分界线。无论收入、受教育程度、种族、性别、成就或相貌如何，任何人都可能患上抑郁症。受抑郁症之苦的名人的名单可以写满好几本册子。这些名人有鲍比·达林（Bobby Darin）、芭芭拉·布什（Barbara Bush）、比利·乔尔（Billy Joel）、朱迪·加兰（Judy Garland）、巴兹·奥尔德林（Buzz Aldrin）、欧内斯特·海明威（Ernest Hemingway）、查尔斯·达尔文（Charles Darwin）、约翰·亚当斯（John Adams）、哈里森·福特（Harrison Ford）、亚伯拉罕·林肯（Abraham Lincoln）、J.K. 罗琳（J. K. Rowling）、田纳西·威廉斯（Tennessee Williams）、温斯顿·丘吉尔（Winston Churchill）和马克·吐温（Mark Twain）。

抑郁症的成因是什么？许多人认为，他们一定能在父母养育他们的过程中找到自己患上抑郁症的原因。确实，你可以花几年时间坐在一位治疗师的沙发上，试着挖掘童年被虐待的可怕回忆，但这么做可能毫无意义。研究者提出，有 1/3 至 2/3 的抑郁症成因与你的遗传基因密切相关。具体来说，抑郁症与你的脑化学因素有关。血清素、去甲肾上腺素和其他化学物质水平的不同可能会使你更容易患上抑郁症。即便如此，一些其他的因素——从你被抚养的方式到长大后的经历——可能会使你抑郁发作的风险更高。例如，你的父母不仅传递给你更容易患上抑郁症的基因，他们可能还用导致你感觉无助或自责的方式与你进行沟通，使你更容易患上抑郁症。

关于抑郁症成因的理论有许多，这表示抑郁症有许多不同的生化过程。你的抑郁症可能是由诸多生化模型中的一种或几种造成的。你应该记住这一点，因为这可能会影响你的治疗效果。

许多患抑郁症的儿童的父母也是抑郁症患者，所以他们在尽力照顾孩子的同时可能过得很艰辛。那些缺乏爱心的父母、具有不认同感的父母，以及控制欲太强或太挑剔的父母养育的孩子，长大后容易患上抑郁症。如果你的父母向你传递了混乱的信息，如"我爱你，但现在别来烦我"，那么你也更容易患上抑郁症。儿童时期的性虐待是抑郁症的一个重要致病因子，而且，如果你的父母在你成长的过程中离婚、分居或去世了，那么你在成年后更有可能变得抑郁。这里有一个很重要的因素，就是这些事件发生之后你是如何被照顾的：如果失去父亲或母亲使你获得的照顾、爱和关注变少了，那么你患上抑郁症的风险就更大。对儿时经历的回忆可能会受你当下情绪的影响，如果现在你感到抑郁，那么你就更有可能回忆起过去的负面事件。尽管如此，研究显示，回忆中的偏见不是引起抑郁的成年人讲述糟糕童年经历的主要原因。

在几乎所有被研究过的当代文化中，与男性相比，女性更容易患抑郁症，其概率是男性的两倍，这种差异在青少年时期出现，在老年时期消失。其中的原因可能有许多，从女性体验到的激素变化，到与男性相比，女性在社会中拥有更少的权力，更加关注如何取悦别人，以及可能更容易陷入反刍中等。但是，女性和男性都可以从认知行为疗法中受益。

哪些因素会引起抑郁发作？有一些因素会让抑郁发作的风险更高。配偶去世、离婚、分居，以及严重的情感冲突是抑郁症的重要病发因素。在婚姻中经历冲突的女性患上抑郁症的可能性是婚姻美满的女性的 25 倍。在养育孩子的过程中遇到困难的女性患抑郁症的可能性也在增加。失业也是一个致病因素：对于许多人来说，失业不仅意味着失去收入，也意味着失去认同、人际交往和成就感。失业不一定会导致抑郁症，但如果你常常感到抑郁，你就会倾向于以最悲观的方式把失业看成羞耻、失败和无助的象征。

在一项研究中，60% 的抑郁症患者报告在过去 9 个月内经历过重要的紧张刺激事件，而非抑郁人群中只有 19% 的人报告经历过这类事件。即使是日常的烦心事也可能累积到一定程度并导致个体患上抑郁症。例如，工作中的问题，生活中的问题，旅行的压力，巨大的经济压力以及与其他人发生的不愉快的争执和矛盾。尽管像这样的压力在大部分人的生活中都是不可避免的，但你的基因可能会让你在面对这些事情时更脆弱。如果从基因上来看你有患上抑郁症的倾向，那么这些压力事件让你患上抑郁症的可能性将会提高 250%。但是，你的基因也可以保护你。就像我们在前文中所说的，尽管成为被虐待的受害者会令你在成年之后更容易患上抑郁症，但这也取决于你的遗传基因。如果你的父母没有遗传给你抑郁症的基因，那么你就不太可能变得抑郁。你的基因可以帮助你或伤害你，它们甚至可以保护你免受父母的伤害！

抑郁症的后果

从多个层面看，抑郁症的代价很高。它会导致更高的旷工率，更低的生产效率，以及更高的精神残疾率。目前抑郁症患者中大约有 80% 的人说他们的日常功能受损。研究者发现，患有重度抑郁症的人每周的生产性工作时间会减少 5.6 个小时。以我们在前文中提到的卡伦为例。有时候她无法起床去工作；工作的时候，她常常会坐在电脑前反刍自己的人生有多么糟糕；她会耽误本应该完成的工作。这只会让她感觉更糟糕，因为她担心自己会被解雇。

抑郁症患者更有可能养成不健康的生活方式，包括吸烟、不运动和不健康的饮食。"我会吃冰淇淋和饼干来让自己感觉好一点，"卡伦告诉我，"但是，吃完之后我会感觉很糟糕，因为我知道自己已经失控了。"对于一些患有抑郁症的人来说，这种不健康的生活方式会使他们更容易患上心血管疾病。抑郁也会让他们更容易患上阿尔茨海默病和中风，甚至会影响艾滋病的病情，而且，患抑郁症的老年人寿命更短。

抑郁症通常不是一种一次性的体验。正如我在前文中提到的，许多人的抑郁症会反复发作，有时候持续几个月，甚至几年。卡伦在来找我之前就经历过两段抑郁的时期。在全世界，抑郁症是排在前几位的人生负担之一，只有围产期并发症、下呼吸道感染、缺血性心脏病、脑血管疾病、艾滋病和痢疾超越了抑郁症。

但是，抑郁症给个体带来的最不幸也是最不必要的后果就是自杀。抑郁症患者自杀的可能性比普通人高 30 倍。我的朋友肯（Ken）就是一位不幸的受害者。

我是在多年前在耶鲁大学读研究生时认识肯的。当时我对需要和孩子们相处的工作很感兴趣，但这并不是受强烈的求知欲的驱使，主要是因为我认为孩子很可爱，和他们一起工作很有趣。肯当时担任研究员，他非常支持我和我的工作，于是我们成了好朋友。我们一起吃午餐，我会拜访他和他的家人；我们一起探讨研究项目，谈论八卦新闻以及任何我们想到的话题。他总是笑得很开心，会给出有趣的评论，或是说一些支持和鼓励我的话。

肯从来没有和我谈过他的任何个人问题。他似乎从来不会悲伤。他永远不会抱怨自己的工作。现在回忆起来，吃午餐的时候，他通常会喝一杯马提尼，有时候喝两杯，但我从没见他喝醉过。他和他的妻子卡洛琳（Caroline）会邀请我去他们家品尝美味的家庭料理，我们会坐下来开心地交谈。我总是能感受到我们之间的友谊所带来的温暖，男人之间不需要说自己有多么关心对方，但心里能感知到。然而，我亏欠肯太多了，真希望我曾经开口告诉他，他对我有多么重要。

在取得博士学位后，我离开了纽黑文，继续扩展我的学术生涯——获得研究资助、编辑书籍、做所有我期望去做的那些事情。我对儿童行为疗法非常感兴趣，所以当时我在考虑往这个研究方向发展。我会偶尔给肯发送邮件，有时候我们会在电话里交谈。但我已经身在异地好几年，基本上不了解在他的生活中发生了什么。

当我正在温哥华的不列颠哥伦比亚大学教学时，接到一位耶鲁大学的同事的电话。他告诉我："肯去世了。他自杀了。"

我很震惊，而且很困惑。"我从没感觉到他出现了什么问题。"我说道。突然，我的眼里充满了泪水。

"据说，他很担心自己会被解雇。"我的同事继续说道，"当肯的妻子和女儿睡着的时候，他走进车库，打开煤气罐，自杀了。"

当见到卡洛琳的时候，我可以看出她灵魂的一部分已经被撕扯成了碎片。她坐在位于纽黑文郊外的维多利亚式旧房子的厨房里，想着自己怎么才能支付所有的账单。卡洛琳向教堂和她的朋友们寻求过帮助，他们在这段艰难时期帮助过她。但是，她脸上的笑容和温柔似乎已经消失了。当她说起肯的时候，她的眼神似乎很迷茫。"他这么做，我太生气了，他居然把我们丢下不管，"她说道，"他知道我会尽我所能地支持他。但是他却被压垮了。"

随着我和卡洛琳的深入交谈，我发现了一个完全不同的肯，一个我不认识的肯。他是一个酗酒者，他抑郁、孤独和绝望。当时，他是临床心理学领域的明日之星，怎么会寻求不到自己需要的帮助呢？但是，他看不到任何出路。他去世的时候，卡洛琳怀孕了。

一个人的死亡不是简单的统计数据的增加，而是许多领域的丧失，他的世界的消失，在所有爱他的人的世界里他的位置的消失。肯的女儿苏珊（Susan）握住我的手，说道："鲍勃 - 莱希（罗伯特的昵称）"好像我的名字中有连字符一样，"鲍勃 - 莱希，你不会离开，是吗？"她向我展示她的玩具娃娃，我拥抱了她。

我知道，我永远不会忘记我的朋友。我能够回想起失去他时我是多么悲伤，而认识他时我是多么高兴。我想让我的生命足够宽广，能够容纳这种失去的意义。尽管我享受和孩子以及他们的父母一起工作，但我想，研究抑郁症对我而言会更有意义。很幸运的是，认知疗法的创始人亚伦·T. 贝克博士（Dr. Aaron T. Beck）在宾夕法尼亚大学医学院提供专业培训。我想，那就是我将要去的地方。后来我真的去了。

我并不害怕在想到肯时感到悲伤。他给了我动力去做我此后一直在做的事情。只要他的精神、他的亲切，以及他的痛苦在我的心中和记忆里，我就知道我可以帮助其他人在人生中的黑暗时期找到出路。

如何使用本书

当我思考如何撰写一本关于抑郁症的自助图书时，我意识到，我的患者是因为产生了一些自己无法解决的具体问题才来找我的。他们可能会对我说："我感觉未来毫无希望。"或是"我什么也做不好"，或是"我太难过了，快要受不了了"。他们不是来了解有关抑郁症的理论的，也不是来听心理学讲座的。他们是来问我："我可以做什么来帮助自己？"这可能就是你在身患抑郁症时想了解的。

这就是我围绕着具体的问题撰写本书的原因。你可能感到很孤独，或者你可能在自我批评；你可能优柔寡断，或者感觉自己对他人来说是负担；你可能感觉自己急躁易怒，或者你可能缺乏做事的动力。无论你的问题是什么，你都想获得解决的方法。你想知道你自己可以做哪些事情。

本书每一章的开头都有一个正在经历某种抑郁症症状的患者的案例，那就是我和我的患者交流的方式，我想让你从他们的经历中学到些什么。你可能会从其中的许多案例中看到自己的影子，但是你可能不会从所有的案例中都发现自己的身影。这没关系，没有两个抑郁症患者是完全相同的。即使你不具有抑郁症的所有症状，也可以从本书中获益。事实上，如果你不具有所有的症状，那么你就是幸运的。

在阅读本书每一章的时候你会读到关于症状的进一步解释。例如，它是如何产生的、会对你产生什么影响，等等。同时，你也会读到通过创造新的有效的、积极的思维方式和行为习惯解决这个问题的办法。我参考了认知行为疗法中的许多不同的方法，向你展示一些技巧和策略。在过去的 30 年间，有大量关于有效治疗抑郁症的方法和研究，这应该归功于那些贡献出自己的成果的人。但是，我了解到，没有哪一种方法对每个人都有效。这就是我试着不断寻找最好的方法的原因。

正如我提到的，你的医生给你开的药也是你自救的一部分。不过，有大量证据证明认知行为疗法对抑郁症有帮助，所以我们现在把认知行为疗法当作一线治疗方案。在阅读每一章时，请你试着思考哪些技巧可能对自己有帮助。如果有一位受过培训的认知行为治疗师在这个过程中协助你，那是再好不过的了，但是，自己运用其中一些被证明有效的技巧可以给自己开一个好头。本书中有你可以使用的方法和工具。抑郁症可能会让你难以运用这些工具。你可能会感到气馁，或者你可能会感觉自己精力不足。但是，就像其他任何工具一样，如果你不加以运用，就不会知道它们是否能解决问题。试一试，你又会失去什么呢？

抑郁症的症状有自我批评、优柔寡断、精神不振、悲伤、绝望、回避退缩、睡眠障碍、易怒等。我们会帮助你选择适合你的自助方式，进而摆脱这些症状。如果你没有这些症状，你就不会感到抑郁。就是这么简单！

就此开始

本书中含有你可以反复参考的资料。它将指导你解决自己的问题，也将提醒你今天就可以采取行动解决问题。就像任何一段旅程一样，你的自助计划将从当下开始。所以，在开始的时候你需要完成以下测试题，来了解自己的情况，辨别自己在哪些方面所遇到的问题最难以解决，也就是你想通过阅读本书来解决的问题。答案没有对错之分，只要描述过去一周里你的感受即可。

选择最能准确描述你在过去 7 天内的感受的一个选项。

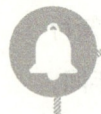

抑郁症症状快速自查清单

1. 入睡

- ☐ 0 我总能在 30 分钟内入睡。
- ☐ 1 一半的情况下，我至少需要 30 分钟才能入睡。
- ☐ 2 多于一半的情况下，我至少需要 30 分钟才能入睡。
- ☐ 3 多于一半的情况下，我至少需要 60 分钟才能入睡。

2. 夜间睡眠质量

- ☐ 0 我不会半夜醒来。
- ☐ 1 每天晚上，我都睡得不安宁，而且会醒来好几次。
- ☐ 2 我每晚至少会醒一次，但很容易再次睡着。
- ☐ 3 我每晚会醒来不止一次，而且在多于一半的情况下，我会保持清醒至少 20 分钟。

3. 醒得太早

- ☐ 0 大部分情况下，我睡醒之后不到 30 分钟就能起床。

（续）

□　1　多于一半的情况下，我睡醒之后 30 分钟以后才能起床。

□　2　我几乎总是在需要起床前的 1 个小时就醒来，但后来又会睡着。

□　3　我会在需要起床前的 1 个小时醒来，而且不会再睡着。

4. 睡眠过多

□　0　每晚我的睡眠时间为 7 ~ 8 个小时，白天不小睡。

□　1　在 24 小时内我的睡眠时间不超过 10 个小时，包括白天的小睡。

□　2　在 24 小时内我的睡眠时间不超过 12 个小时，包括白天的小睡。

□　3　在 24 小时内我的睡眠时间超过 12 个小时，包括白天的小睡。

5. 感觉难过

□　0　我没有感觉难过。

□　1　少于一半的情况下，我感觉难过。

□　2　多于一半的情况下，我感觉难过。

□　3　我几乎每天都感觉难过。

6. 食欲减退

□　0　我的食欲和平时相比没有减退。

□　1　我吃东西的次数或食量比平时少。

□　2　我的食量比平时少得多，而且要很努力才能吃得下去。

□　3　我几乎不吃饭，只有非常努力或当其他人说服我的时候才能吃下一点东西。

7. 食欲旺盛

□　0　我的食欲和平时相比没有变化。

□　1　我感觉比平时吃得更多。

□　2　我吃得比平时更多。

（续）

☐ 3 我感觉在每餐和两餐之间的间隔都吃得太多。

8. 体重减轻（在过去的两周内）

☐ 0 我的体重没有减轻。

☐ 1 我感觉自己的体重似乎减轻了一点。

☐ 2 我的体重减轻了 1 千克或更多。

☐ 3 我的体重减轻了 2 千克或更多。

9. 体重增加（在过去的两周内）

☐ 0 我的体重没有增加。

☐ 1 我感觉自己的体重似乎增加了一点。

☐ 2 我的体重增加了 1 千克或更多。

☐ 3 我的体重增加了 2 千克或更多。

10. 专注力 / 决策力

☐ 0 我的专注力或决策力和平时相比没有变化。

☐ 1 我偶尔感觉更加犹豫不决，或者发现我的注意力比平时更加分散。

☐ 2 大部分情况下，我要努力集中注意力或做决定。

☐ 3 我无法专注地阅读，连很小的决定都做不了。

11. 自我评价

☐ 0 我认为自己和其他人同样有价值。

☐ 1 与平时相比我会更自责。

☐ 2 我在很大程度上认为自己给别人带来了麻烦。

☐ 3 我几乎一直在想自己的缺点。

（续）

12. 死亡或自杀的想法

□ 0　我没有想过自杀或死亡。

□ 1　我感觉人生是空虚的，并且常常想是否值得活下去。

□ 2　一周中我会想到自杀或死亡几次，每次持续几分钟。

□ 3　一天中我会想到自杀或死亡几次，或者曾经试图自杀。

13. 一般兴趣

□ 0　我对其他人或活动的兴趣与平时比没有变化。

□ 1　我留意到我对他人或活动的兴趣减少了。

□ 2　我发现我只对一两项以前做过的活动感兴趣。

□ 3　我对以前做过的活动几乎没有兴趣。

14. 精力水平

□ 0　我的精力水平与平时比没有差异。

□ 1　我比平时更容易疲劳。

□ 2　我需要非常努力才能开始或完成一些日常活动（如购物、做家庭作业、做饭或上班）。

□ 3　我真的无法进行大部分日常活动，因为我精力不足。

15. 感觉迟钝

□ 0　我思考、说话和活动的速度与平时一样。

□ 1　我发现我思考的速度慢下来了，或者我的声音听起来迟钝或单调。

□ 2　我需要迟疑几秒才能回答大部分问题，而且我肯定自己的思维缓慢。

□ 3　即使我尽最大的努力，也无法对问题做出回应。

16. 感觉焦躁不安

□ 0　我没有感觉焦躁不安。

（续）

□ 1 我常常烦躁、搓手，或者需要调整坐姿。

□ 2 我非常焦躁不安，有想到处走动的冲动。

□ 3 有时候，我无法保持坐着的状态，需要来回走动。

抑郁症症状快速自查清单得分	
总分为 0 ~ 27 分，轻度抑郁症（6 ~ 10 分），中度抑郁症（11 ~ 15 分），重度抑郁症（16 ~ 20 分），极度抑郁（21 ~ 27 分）	
填写有关睡眠问题（第 1 个到第 4 个）的最高得分	
填写第 5 个问题的得分	
填写有关体重问题（第 6 个到第 9 个）的最高得分	
填写第 10 个到第 14 个问题的总分	
填写有关精神活动问题（第 15 个和第 16 个）的最高得分	
把每个得分相加得出总分	

有史以来最大规模的抑郁症多方研究使用的就是抑郁症症状快速自查清单。你可以自主使用这个清单，并在接下来的几个月里或任何时候重复使用这个清单，以检测自己的情况如何。

在做完这个测试之后以及开始实施自助步骤之前，记录下自己的情况，然后每周做一次测试。等你读完本书之后，给自己大约 12 周的时间练习使用你学到的技巧，看看自己的情况改变了多少。不要指望这是立刻就能见效的灵丹妙药或能快速解决问题。如果你想减掉 9 千克体重，你就要给自己充足的时间。你不可能指望自己在一周之内减掉 9 千克。同样，你需要时间来形成新的、有效的、积极的习惯，来战胜抑郁症。

你阅读和使用本书的目标不仅是帮助自己战胜令人痛苦的抑郁症，也是获取防止未来再次发作的工具。你不仅需要在短期内感觉更好，而且需要长期保持较好的状态。这听起来也许像是一项令人却步的任务，但其实并不是。它只意味着你需要培养新的思维方式，然后使它成为你人生中的一部分。正如我的一位同事向我吐露的那样："我需要过一种非抑郁的生活。"这对她有效，对你也会有效。

你把这说得太简单了

也许你像很多患有抑郁症的人一样，曾被告知你可以帮助自己，但结果是你做什么都不奏效。因此，你在读本书的过程中可能会心存怀疑。你的这种态度我可以理解。认知行为疗法无法"给予你灵感"或引发一次顿悟，从此改变你的人生。取而代之的是，我鼓励你保持一种健康的怀疑态度。除非你在一段时间内一次又一次地尝试使用这些技巧，否则你就永远不知道它们对你是否有效。我只是希望你能对自己的怀疑态度持有一定的怀疑。

你的病情不会立刻就好转，这需要一个日积月累的过程，而且这种方法不会总是让你立刻感觉更好。在你感觉更好之前，你需要做得更好。这种方法会让你变得少一点自我批评，心中多一点希望，多付出一点努力。你会有进步，但不会一直在进步。它会让你向前迈进一点，而且现在需要跨出的最重要的一步是培养积极的思维、表现以及与人互动的新方式。

"你把这说得太简单了，"有时候我的患者会这样对我说，"我无法采取这些措施，因为我太抑郁了。我不能锻炼，不能打电话给我的朋友，而且我不能工作。抑郁症让我做不了任何事。"然后我提出了建议："为什么不采取对抗抑郁症的行动？为什么不干脆去做这些事情？"有时候你需要在动机出现之前采取行动。我让这些患者把他们的自助想象成一系列的实验。如果他们尝试去做了，又会给自己带来什么伤害呢？如果他们尝试了，谁知道会发生什么呢？

所以，让我们一起做一个实验，你和我一起。一边阅读本书，一边寻找解决问题的方法，记录不同的技巧的效用，然后在接下来的几个月里定期尝试使用这些技巧。

你即将获得帮助

抑郁症的本质特征就是你认为自己抑郁是"有道理"的。在你看来，你的抑郁可能像是对现实生活的合理反应。所以你可能会等很长时间才寻求帮助，因为你没有察觉到自己需要帮助，或者是因为你觉得无论怎么做都是没有希望的。令人悲伤的是，大部分抑郁症患者——76%的中度抑郁症患者和61%的重度抑郁症患者——根本没有获得过帮助。而当他们获得帮助时，其中有许多人都没有得到充分的治疗，如药物治疗不充分或心理治疗没有任何效果。

但是，知识就是力量。如果你知道抑郁症是什么和它的成因，以及当你抑郁的时候大脑是如何运作的，你就获得了战胜抑郁症的能力。如果你可以辨认抑郁症的具体症状，就可以针对它们做出改变。如果你可以每天做出一些改变，你就可以立刻开始让自己的人生变得更美好。

你不需要等待自己的感觉变得好一点。你不需要继续承受痛苦。你可以创造更美好的人生，本书就是你的工具箱。我会给你提供工具，你在余生可以一直使用的工具。

如果你还不相信这些工具对你有效，让我再给你讲一个故事。

许多年前，琳达（Linda）来找我，她想要治疗她的抑郁症。她会经常自责并感到悲伤、绝望，甚至偶尔有自杀的念头。她觉得没有任何希望了。但是，我们一起努力针对她的抑郁症进行了治疗，然后她的情况好转了。在她结束治疗后，我有很多年都没有听到关于她的消息。

几年前，我收到了她的一封信。她告诉我，最近这些年，她和她的家人经历了一些非常艰难的时刻。她丈夫的公司几乎破产，她的小女儿严重残疾，而且，更可怕的是，她的大女儿去世了。琳达在信里写道，她使用了在治疗过程中学会使用的所有工具来帮助自己熬过这些艰难时刻，她通过正确运用这些工具战胜了这一切。她还在信中附了一张她的全家照，其中一个女儿坐在轮椅上。琳达不得不克服我们很少会遇到的困难，但她现在不抑郁了。

如果你发现自己被困在一个黑暗的地方，没有出路，你可以打开你的工具箱，找到自己需要的工具，然后再次寻找到出路。当你走出黑暗时，你会发现一个全新的世界。还记得卡伦吗？在接受我的治疗后，她说："今天早上，我醒来后看到了太阳。"

抑郁症的情况调查表

抑郁症有多普遍

19% 的美国人在某些时刻会遭受抑郁症带来的痛苦。

50% 的儿童和青少年，以及 20% 的成年人有抑郁症的一些症状。

与 1960 年之前出生的孩子相比，1960 年后出生的孩子更容易在童年或青少年时期患上抑郁症。

抑郁症会持续多久

70% 的患者在 1 年内靠自己战胜了抑郁症。

20% 的患者在抑郁症病发 2 年后依然抑郁。

11% 的患者在 5 年后还是感到抑郁。

被诊断患有抑郁症的 89% 的患者在 5 年后不再抑郁。

抑郁症复发的患者在他们的一生中平均发作 7 次。

仅仅是抑郁吗

75% 的抑郁症患者同时有另一种心理问题。

59% 的抑郁症患者同时患有焦虑症。

24% 的抑郁症患者同时有药物滥用障碍。

抑郁的个体滥用药物的可能性是普通人的 5 倍。

（续）

抑郁症的代价有多高

对于 14~44 岁的人群，抑郁症是病理性残疾的主要成因。

在工作过程中，抑郁症患者每周会损失 5.6 个小时。

80% 的抑郁症患者的日常功能受损。

抑郁症的代价（生产损失和增加的医疗支出）是每年 830 亿美元。

抑郁症患者自杀的可能性是普通人的 30 倍。

第 2 章

抑郁者的思维

抑郁症是什么样的？

让我们听听埃里克（Eric）是怎么说的，他最近丢了工作。他对我说："我什么事情也做不好，做什么都不顺利。大家都觉得我是一个失败者。毕竟，他们过得很好。现在我没有工作，我的女朋友一定会厌倦我。外面有那么多能赚很多钱的家伙。我感觉很丢脸，真的太难为情了，我没办法告诉朋友们我丢了工作。我没有一点干劲儿。有什么用呢？我知道你会告诉我，要开始做更多的事情来帮助我自己，但这是没有用的。反正，我做什么都不会顺利的。"

抑郁症有属于其自身的思维方式。当你抑郁的时候，你会简化地思考（如"什么都不管用"），你不认可自己做的任何事情（如"我什么事情也做不好"），而且你会用最消极的词汇给自己贴标签（如"失败者""羞耻""丢脸"）。你会设定自己永远也达不到的苛刻标准。你可能会认为自己需要得到每个人的认可，擅长做每件事情，或者在尝试做一件事情之前就要确定它会进展得顺利。你的思维方式让你陷入自我批评、犹豫不决和惯性中，像埃里克那样，形成了一种固化。

所有这些消极想法是从哪里来的呢？答案或许能帮助我们将一束光照进抑郁症患者心灵的深处，而且答案超越了我们的个人生活，来自人类历史的长河。

作为适应方法的抑郁症

几乎有一半的人有患精神疾病的历史，其中最常见的是抑郁症和焦虑症。如果抑郁症如此普遍，而且正如我们在第 1 章中所看到的那样，我们的基因对抑郁症的影响很大，我们可能会问，为什么人类在进化时会选择继承这些忧郁的特质呢？悲伤、回避、精神不振、无助和绝望是如何为人类的最终目标——传递基因和物种延续——服务的？或者，就像进化心理学家所说的那样："抑郁症有什么益处？"

有一些重要的事情需要我们记住。其中一点就是，进化并不是关于快乐或感觉很好的事物的，基因需要延续下去，即使在这个过程中需要牺牲个体。另外一点是，在过去的一两万年里，人类文明变化得太快，人类进化生物学都无法跟上变化的脚步了。所以，我们大脑的神经线路要追溯到原始狩猎采集社会。我们的祖先拥有的能力和倾向都是在那种环境中生存下去所必须具备的。了解了这一点后，让我们再来想想，抑郁症的症状是如何帮助我们身处统治阶层的祖先应对危险、饥饿和竞争的。让我们看看抑郁症在物资短缺和充满威胁的时期是如何发挥作用的。

生存下来的策略

想象一下，十万年前我们的远古祖先在森林中漫步。当时有来自其他部落的威胁、食物短缺，而且冬天即将来临。什么样的思维方式是有意义的呢？有意义的是一种"策略性悲观"的思维方式。在食物短缺和面临威胁的情况下，最明智的做法是假设资源很少，而且必须保存精力。如果冬天即将来临，储存的食物越来越少，你不能指望获得更多的食物。四处奔跑以尝试找到更多食物可能是一种危险的、浪费精力的做法，你需要燃烧的热量会非常多。这时候，你最好平躺下来，保存热量，耐心等待。更好的做法是减缓自己的新陈代谢和心跳的速度，那样你就可以燃烧更少的热量，进入休眠状态。如果可以的话，睡得越久越好。如果可能的话，多吃高热量的食物和碳水化合物，那样你就可以储存脂肪和能量，以帮助自己熬过食物匮乏的漫长冬季。

人类用这种方式保护自己以使自己生存下去与动物在冬眠时所做的事情是一样的。在加拿大和美国佛蒙特州北部的部分地区，到了寒冷的冬天，乌龟会在池塘的底部一只只叠加起来，它们的新陈代谢的速度会减缓到接近死亡的程度。实际上，它们看上去似乎已经死了，不能移动。但是，它们其实是在通过静止不动来保存能量和热量，并且相互取暖，度过寒冬。在康涅狄格州的乡村地区，到了初冬的时候，我可以看到松鼠匆忙地收集坚果，为应对寒冷的冬日做准备。大自然用"抑郁状态"——不活动、隔离、躲藏和保存能量——保护地球上的生命度过即将到来的物资匮乏时期。当我的患者抱怨疲乏和精神不振时，我也能在他们身上看到这些特点。当我问一个处于这种状态的患者是否想去健身房锻炼时，他会回答说："我没有精力。"他躺在床上，拉上窗帘，半睡半醒，反刍着自己的感觉有多糟糕。他可能渴望热量、脂肪和碳水化合物含量很高的安慰食品。他让我想到了一只准备冬眠的昏昏欲睡的熊，准备好保护自己度过即将到来的物资匮乏时期。

当我们更仔细地观察抑郁想法的一些其他特征时，我们会发现，它们也是为了应对困境而采取的一些"适应性策略"，如下所示。

- 如果发生了一件糟糕的事情，那就意味着其他糟糕的事情也会发生。
- 如果发生了一件好事，就把它看成不寻常的情况，那不代表会发生更多好事。
- 如果你没有取得成功，就马上放弃。
- 不要追求性活动，你没有能力养育小孩。

这种悲观的想法为什么是有道理的呢？如果我们把抑郁视为应对食物短

缺的一种进化策略，那么避免过于乐观就有一定的道理了。如果你在食物短缺时期过于乐观，最终你会浪费热量、耗费自己的体力，并且让自己在面对威胁时更脆弱。不追求性活动也是有道理的，因为你几乎连自己都无法养活，又怎么会想要冒险养育更多的孩子呢？实际上，当你抑郁的时候，性欲会明显减弱。从进化的观点来看，你不具有性吸引力甚至也是适应的结果，因为这会减弱你追求性活动的倾向。通过削弱性欲和减少性行为，我们的远古祖先在物资匮乏时期得以保存自己的资源，来等待那些食物供应充足、外来威胁更少的日子来临。

这就是我把抑郁视为避免未来损失的一种策略的原因。抑郁者的思维是按照一定模式运作的，如下所示。

> 你经历了一些挫折。你几乎变得一无所有，因此你最好非常非常地小心。不要做任何尝试，毕竟，如果你失去更多，最终你可能就什么都没有了，然后你就会死去。如果你想要尝试，那么就只做小小的尝试，但不要陷得太深。你可能无法拯救你自己，甚至可能会失去一切。等待情况有所好转的信息，持续搜集信息来看看是否有任何危险。不惜一切代价地保护你自己。

抑郁能防止我们过分乐观。对于许多抑郁症患者来说，乐观会带来失去更多的风险，你可能会被拒绝、经历失败、失去本来就稀缺的资源。

如果你在这段"策略性悲观"的描述中看到了自己的身影，那么你不是一个人。那些足够聪明，知道何时应该悲观的远古祖先存活了下来。而那些拥有"快乐的大脚"，在食物匮乏和面对威胁的时期不停地四处活动，浪费热量和资源，最终成为食肉动物或敌人的牺牲品的祖先不会活得长久，所以那些过于乐观的基因和他们一起离开了这个世界，而那些小心、悲观、规避风险的基因被遗传给了你和我。

抑郁症和服从

抑郁症的另一个进化理论被称为"社会等级理论"或"等级理论"。根据这个理论，抑郁症可以帮助你意识到自己是失败的，然后你可以适应自己在群体中属于较低等级的事实。这时刻提醒着我们在仍然有机会的时候放弃。当你感觉抑郁的时候，你的声音可能会更柔和、眼神迷茫，而且你可能会害怕被拒绝。你认为，你已经一无所有，所以你会保持低调。当你和别人在一起的时候，你可能是所有人中最安静的那一个，因为你退缩了。群体中更自信的成员会面露微笑，说话更大声，主动与他人交流并且制订计划。你羡慕他们，同时也感觉受到了他们的威胁。你不情愿，但依然安静地遵从他们。即使你认为领导者的想法是错的，你也不想冒着争吵的风险指出来。你不想让别人讨厌你。你感觉自己没有优点，人们对你的评价很糟，而且他人的拒绝是毁灭性的。就像一只小狗被一只体型更大、更具有侵犯性的狗恐吓一样，你放低自己的姿态，向他人表明你不会对其构成威胁。

从进化的观点来看，为什么这种拘束、害羞和服从他人的行为是有道理的呢？你可以去动物园，看一看狒狒或黑猩猩。不出几分钟，你就能看出谁处于支配地位，谁又是等级较低的那个。处于支配地位的猴子能获得最好的食物，并且和雌性猴子交配。顺从的猴子放低自己的姿态，不会挑战处于支配地位的猴子的权威，而且不会追求繁殖。

进化理论的这方面的特点向我们揭示了一些触发抑郁症的因素。令人并不感到惊讶的是，抑郁症的触发因素是关系破裂（如发生矛盾、被拒绝或分手）和社会地位的丧失（如失业、损失钱财或丧失社会地位）。在这个模式中，羞耻和被困住的感觉是关键因素。当你感到羞耻的时候，你就丧失了社会地位，如果你感觉被困住了，你就无法控制事情的进展。

抑郁的人是如何思考的

令我感到惊讶的是，即使实际情况是积极乐观的，抑郁症患者的思维方式也一直是消极的。卡伦觉得自己没有任何优点，她认为自己没有吸引力、乏味，而且对别人来说自己是负担。我认为，她漂亮、聪明、有责任心、善良。她不认可自己在工作中做的任何事情，她只关注一些消极的方面，然后在头脑中把它们放大，把它们看得就像灾难一样。但是，她的老板认为，虽然她并不完美，但她的工作表现很不错。认知治疗师发现，当我们患上抑郁症的时候，我们倾向于对自己、我们的经历及未来持有负面的看法。我们称之为"负向三角"。

当你对自己持有消极的看法时，在你看来，你做的任何事情都是失败的。即使有人指出你的积极面，你也会认为这无关紧要，你会想："这没什么了不起的，任何人都可以做到。"你似乎无法享受任何事物；你觉得锻炼是浪费时间，度假是浪费金钱，维系人际关系乏味且费时。你对未来也抱有悲观的态度，你预测自己永远不会好起来，会考试不及格，会被炒鱿鱼，而且会孤独终老。在消极的想法和抑郁症这二者之中，是哪一个先出现的呢？真的说不清，这些消极的想法导致你患上抑郁症，使它恶化下去，而这些消极的想法也常常是抑郁症的结果。重要的是发现它们、测量它们，并且改变它们。

这种压倒一切的消极表现源自你思维中的特定偏见。在认知疗法中，我们把这些偏见称为"自动想法"。它们是你自发地产生的想法。对于你来说，它们似乎是真实可信的，而且它们和情绪低落有关。请浏览表 2-1，看一看你是否熟悉其中的一些偏见。

表 2-1　自动形成的扭曲思维

主观臆断：在没有任何依据的前提下，你就假设自己知道人们是怎么想的。"他认为我是个失败者。"

（续表）

预测未来：你消极地预测未来，认为事情将会变得更糟糕，或是即将发生危险。"我会考试不及格。""我不会得到那份工作。"
小题大做：你认为即将发生的事情会非常糟糕，让你无法承受。"如果我失败了，那是难以承受的。"
贴标签：你认为自己和他人具有许多消极特质。"我是一个不受欢迎的人。他是一个很糟糕的人。"
忽视积极的事情：你对自己或他人做的积极的事情视而不见。"那就是妻子应该做的，所以她对我很好并不重要。""把那些事情做好很简单，所以这些不重要。"
灰色眼镜：你几乎只关注消极的事情，很少留意积极的事情。"所有人都不喜欢我。"
过度泛化：你会因为一个偶然事件就得出对所有事物的消极结论。你会依据某一次的体验，归纳出一种描述你生活特征的模式。"我总是遇到这种事情。""我好像做任何事情都会失败。"
非黑即白：你极端地看待人或事。你是一个"成功者"或"失败者"，没有中间地带。"每个人都拒绝我。""这完全是浪费时间。"
觉得自己应该做好任何事的思维：你基于自己的期待和要求来解读事件，而不关注实际情况。"我应该做好。""如果我做不好，我就是一个失败者。"
个人化归因：当糟糕的事情发生时，你承担大部分的责任，而且你看不到其他人的过错。"婚姻结束了是因为我是个失败者。"
责怪他人：你认为另一个人是你的消极感觉的来源，所以你拒绝承担改变自己的责任。"我孤独是因为她。""我的父母引发了我的所有问题。"
不公平的比较：你用不现实的标准来解读事件，如你只关注表现比你好的人。讽刺的是，你很少把自己和表现更差的人作比较。"她比我更成功。"
懊悔倾向：你关注的是你在过去可以做得更好，而不是现在可以做得更好。"我不应该说那句话。""如果我努力尝试过的话，也许可以找到一份更好的工作。"
假如……怎么办：你一直问"假如"某件事发生了该怎么办，而且你对任何答案都不满意。"是啊，但是如果我感到焦虑怎么办？""如果我无法呼吸了怎么办？"
感情用事：你让你的感觉引导你解读现实。"我感觉抑郁，所以，我的婚姻一点都不幸福。"
无法反驳：你拒绝接受任何可能与你的消极想法相对立的证据或观点。例如，当你有了"我不招人喜欢"这个想法的时候，你就拒绝认可任何人们喜欢你的证据，并且认为它们与自己无关。结果就是，你的想法不能被反驳。你不可能证明你的消极想法是错误的，所以你继续持有这种想法。"真正的问题不是那个，一定有其他的原因。"

表 2-2　功能失调性态度量表（DAS）

态度	完全同意	非常同意	有一点同意	中立	有一点不同意	非常不同意	完全不同意
1. 除非一个人漂亮、聪明、富有、有创造力，否则他很难快乐							
2. 快乐取决于我对自己的态度，而不是别人看我的方式							
3. 如果我犯了错，人们可能会轻视我							
4. 如果我不能总是把事情做好，人们就不会尊重我							
5. 即使是一次小小的冒险，也是愚蠢的，因为损失可能是灾难性的							
6. 即使我没有特殊的才能，也能获得别人的尊重							
7. 只有我认识的大多数人赞赏我，我才会快乐							
8. 请求他人的帮助是软弱的表现							
9. 如果我的表现不如别人，就意味着我是一个能力低下的人							
10. 如果我在工作中失败了，我就是一个失败者							
11. 如果我做不好某件事，那么做这件事根本就没有意义							

在抑郁打败你之前战胜它

（续表）

态度	完全同意	非常同意	有一点同意	中立	有一点不同意	非常不同意	完全不同意
12. 即使犯错误也没关系，因为我可以从中吸取教训							
13. 如果某人和我意见不一致，可能表示他不喜欢我							
14. 如果我在做某件事时失败了，就代表我彻底失败了							
15. 如果别人了解了真实的我，他们会轻视我							
16. 如果我爱的人不爱我，那我就是没有价值的							
17. 无论结果如何，我们都可以从一项活动中获得快乐							
18. 人们在着手做任何事情之前，应该对其成功的可能性有一定的把握							
19. 作为一个人，我存在的价值很大程度上取决于别人怎么看待我							
20. 如果我不为自己设定最高的标准，最终我可能会成为"二流"之辈							
21. 如果我要成为一个有价值的人，那么我必须至少在某个方面出类拔萃							

（续表）

态度	完全同意	非常同意	有一点同意	中立	有一点不同意	非常不同意	完全不同意
22. 有好想法的人比那些没有好想法的人更有价值							
23. 如果我犯了错，就应该感到心烦意乱							
24. 我对自己的看法比别人对我的看法更重要							
25. 如果我想要成为一个优秀的、有道德的、有价值的人，我就必须帮助所有需要帮助的人							
26. 如果我向别人请教，那会显得我不如别人							
27. 如果我重视的人不赞同我的意见，那是非常糟糕的							
28. 如果我没有任何人可以依靠，我一定会感到悲伤							
29. 我不用苛刻地鞭策自己，也可以实现重要的目标							
30. 一个人受到训斥却不会感到不安，这是可能的							
31. 我无法信任别人，因为他们可能会无情地对待我							

035

（续表）

态度	完全同意	非常同意	有一点同意	中立	有一点不同意	非常不同意	完全不同意
32. 如果别人不喜欢我，我就不会快乐							
33. 为了取悦别人，我最好放弃自己的利益							
34. 我是否快乐更多地取决于别人，而不是我自己							
35. 为了获得快乐，我不需要得到别人的认可							
36. 如果一个人回避问题，那么这个问题就会消失							
37. 即使我错过了生命中许多美好的事情，我也可以是快乐的							
38. 别人对我的看法非常重要							
39. 被他人孤立的人一定不会快乐							
40. 得不到他人的爱，我也可以找到幸福							

你的功能失调性态度量表的分数

功能失调性态度量表中每一项的得分是 1~7 分。根据不同内容，选择"完全同意"或"完全不同意"将得到固定的 1 分，自这两项之后的每个选项的得分都会高出 1 分。也就是说，如果"完全同意"是 1 分，那么下一个选项"非常同意"就是 2 分，以此类推，"完全不同意"为 7 分。

量表中有 30 条关于"功能失调性"的描述，以及 10 条关于"功能性"的描述。以下功能性问题按升序得分（"完全同意"=1；"完全不同意"=7）：问题 2、6、12、17、24、29、30、35、37 和 40。剩下的问题按降序得分（"完全同意"=7；"完全不同意"=1）。

将各项的分数全部相加得出总分。你的总分会反映你的功能失调性信念的整体强度。

把你的总分写在这里：＿＿＿＿＿＿＿＿＿＿＿＿

＿＿＿＿＿＿＿＿＿＿＿＿＿＿＿＿＿＿＿＿＿＿＿＿＿＿＿＿＿＿＿＿＿

功能失调性态度量表告诉了我们什么

我们知道，功能失调性态度量表得分越高的人越容易患抑郁症，而且更有可能在未来抑郁发作。他们更有可能存在完美主义、饮食不规律、焦虑及其他问题。他们也更有可能回想起过去的消极经历。例如，当卡伦患上抑郁症的时候，她似乎只能回想起人生中非常糟糕的事情。

当你不抑郁的时候，你的功能失调性或适应不良的态度可能会潜伏起来。你可能甚至不会意识到它们的存在，就像它们在等待被你生活中的一次挫折激活或启动一样。当你不抑郁的时候，你对功能失调性态度量表中问题的回答，可能和那些从未抑郁过的人的答案看起来没什么不同。但是，当你经历的一件事情引起了你的负面情绪的时候，你的消极信念和价值观就被激发了。这会让你更容易陷入更严重的抑郁。

当你浏览你的量表结果时，看一看你得分最高的那些项。它们会告诉你，你是否关注取悦他人、获得认可，或尝试做到完美，它们也会告诉你，你是如何评价自己的。得分最高的那些项是让你更容易陷入抑郁的态度。你要记住它们，然后在你阅读本书的过程中做出相应的改变。

挑战你的消极思维

尽管认知疗法和药物治疗对治疗抑郁症都是有效的，但有趣的是，认知疗法比药物治疗更能改变人们的认知失调性态度。在一些例子中，患者的抑郁症会突然好转，而有时候只进行一次或两次治疗就会好转。突然好转的患者甚至比那些逐渐好转的患者更有可能在一年后不再复发。研究者发现，只有患者的消极思维先发生了改变，然后病情才会好转，所以，改变你的思维方式会改变你的感知方式。

在阅读整本书的过程中，你将学会使用许多改变消极思维的技巧。可以尝试的第一种方法是反思你的消极想法，把它分解开来，那样你就可以进一步审视具体的想法，以及伴随想法而来的感觉。

我们已经看到，我们可以把你的消极思维归入几类曲解的自动想法：主观臆断、预测未来、贴标签、小题大做、忽视积极的事情等。你也可以将你的情绪会如何根据你在不同情况下的所思所想而发生变化的情况记录下来。让我们以莉萨（Lisa）为例，她正想着要给她的朋友林赛（Lindsay）打电话，而且对即将发生的事情感觉很糟糕。我让莉萨简单地陈述她的情况，她说："我想给林赛打电话。"然后，我让她辨认自己在准备打这个电话时所体验到的具体情绪，并且辨认每种情绪的感受强度，使用0到100%的百分比来进行判断。莉萨在准备给她的朋友打电话时的情绪是：焦虑（90%）、内疚（90%）和难过（75%）。最后，我让莉萨辨认这些情绪背后的习惯性思维、她对每种想法的相信程度，以及起作用的扭曲思维类型。她的习惯性思维是：

- 林赛会对我感到生气（95%）——预测未来、主观臆断；
- 我是个傻瓜，竟然没有早点给她打电话（75%）——贴标签、非黑即白思维；
- 我什么事情都做不好（50%）——非黑即白思维。

通过用这种方法分解你的情绪和想法，你可以看到自己是否倾向于反复使用相同的习惯性思维。你是否经常揣测别人的想法？你是否倾向于以偏概全？你可以强调这些想法本身，找到挑战它们的切实可行的办法。首先，应该做的一件事就是，评估拥有某种想法的利弊，这或许能帮助你获得改变它的动力。

表 2-3 提出了应该对你的任何消极想法提出的 4 个问题。让我们以莉萨对打电话的想法为例。

表 2-3　测试消极想法

想法：我是个傻瓜，竟然没有早点给林赛打电话	
1.　这个想法对我的利与弊是什么	利：也许我是现实的。也许我可以通过批评自己激发自己的动力 弊：这个想法让我感到焦虑、抑郁，让我更想回避给林赛打电话 结论：没有这种想法，我会感觉更好
2.　我在使用哪种扭曲的思维	我在给自己贴标签，而且我也在用一种非黑即白的方式思考
3.　支持和反对我的想法的证据是什么	支持：我还没有给林赛打电话。我感觉很抑郁 反对：我不是傻瓜。我的工作有成效，我是一个很好的朋友，而且我受过教育。抑郁症是一种疾病，而不是傻瓜的标志
4.　对于一位有这种想法的朋友，我会给他什么建议	我会告诉我的朋友，对自己好一点，让自己休息一下。试着对自己宽容一点。我会告诉他，挑战自己的消极思维，然后给林赛打电话

我和莉萨进一步想出了一些不同的方法,来思考她对打电话的每一种想法。我们用"我不知道林赛会有什么感觉"来挑战第一个想法("林赛会对我感到很生气"):"我们常常几个星期不联系。我认识她很久了,她一直很理解我。每个人都会变得很忙,会忘记打电话。"我们用"我不是傻瓜"来挑战第二个想法("我是个傻瓜,竟然没有早点给林赛打电话"):"我不是傻瓜,我受过良好的教育。过去我一直是林赛的好朋友。每个人都会犯错,没有人是完美的。"然后,我们用"我做对过很多事情"来挑战第三个想法("我什么事情都做不好"):"我在工作中得到了很好的反馈。我有很多可以引以为傲的能力。作为林赛的朋友,我做得很对。当她和唐(Don)出现问题时,我支持着她。"然后,莉萨评估了这些积极的信念,相信程度从 50% 到 100% 不等。最后,她再次评估了自己的情绪。通过挑战这些消极想法,莉萨的焦虑程度已经从 90% 下降到了 40%,内疚程度从 90% 下降到了 30%,难过程度从 75% 下降到了 40%。请注意,她依然有一些消极的感觉,但现实生活就是这样的。我们需要花一些时间,才能逐步瓦解自己的消极思维。但是,能够在几分钟内改变我们的感觉,说明这是一种非常有效的方法。请坚持下去。你越是挑战自己的消极思维,长远来看你就会感觉越好。

思维习惯

对你来说,我们在前文中探讨过的消极自动想法可能都太熟悉了。那是因为它们几乎涉及抑郁症的每个方面。所以,你在自助过程中最重要的一步将会是培养和训练新的思维模式。

在之后的章节里,我们会看到消极自动想法是如何通过歪曲你对自己和自己经历的思考方式导致你产生抑郁症的具体症状的。现在,让我们更仔细地看一看一些思维习惯,它们可能会大大提高你患上抑郁症的可能性。之后,让我们初步了解一些改变这些思维习惯的方法。

你如何解释发生的事情

让我们假设你参加了一场考试。你复习过了,但是不够充分,你担心自己的成绩会不理想。最终,你拿到了不太理想的成绩——C+。你很失望,这可以理解。但是,你会如何解释这种结果呢?

抑郁的人倾向于把这样的消极结果归因为自己缺乏能力。不抑郁的人倾向于把它归因为自己还不够努力或单纯的运气不好(如考的不是他们复习过的内容)。此外,容易抑郁的人可能会把结果过分一般化(如"其他考试我也考不好"),而不是把它看成一个具体的事件(如"这次有机化学的考试我没有考好")。我们把这些描述结果的风格称为"解释风格"。

你可以把事件的原因分为两类——两种维度。它们是内部原因(你自身的特质和你可以控制的行为)或外部原因(你无法控制的因素),以及稳定原因(不会改变的特质)或可变原因(会改变的特质)。如果你把取得 C+ 的成绩归因为自己缺乏能力,那是一种稳定的内部特征,是一种无法改变的与生俱来的特质。如果你把它归因为运气不好,那是一种可变的外部特征,你无法控制你的运气,而且它可以改变。还有第三个维度,即原因有多么普遍:"完成其他任务时我的表现也会如此",或有多么具体:"我只是没有做好这项任务"。

例如,如果某件事情进展不顺利,你会对自己说以下哪句话?

- 我还不够努力(内部 / 可变)。
- 我就是没那么聪明(内部 / 稳定)。
- 我运气不好(外部 / 可变)。
- 这项任务真的很难(外部 / 稳定)。
- 其他事情我也做不好(普遍)。
- 这项任务我没有做好,但这与我要完成的其他任务没有关系(具体)。

反之，当某件事进行得顺利时，你会如何进行解释呢？是因为你的能力或努力，或者因为它是一项简单的任务，还是只是因为你很幸运？

回想一下第 1 章里卡伦的故事，我们可以看出她的解释风格是消极的。她把婚姻的失败归咎于自己，而且她把这种失败牵扯到其他人际关系上，甚至涉及她的工作。她没有因为自己在工作中的优秀表现，或者她所拥有的良好的人际关系而认可自己。这导致卡伦感觉自己无法做任何事情来让情况变得更好，而且对未来感到绝望。她的解释风格导致了她有悲观的想法并且会不断自责。

一旦你清楚了自己是如何对一些事情做出解释的，你就可以形成一种不同的思维风格。例如，让我们假设，某件事对你来说行不通。与把原因归咎在自己身上，而且认定没有任何改变的希望（"我就是没那么聪明"）相比，如果你对自己说："可能下次我需要更努力一点"或者"我只是运气不好"会如何？或者，如果你说："可能这种做法在这件事情上行不通，但对其他事情可以行得通"会如何？例如，卡伦能看到她和加里的婚姻维持不下去是因为加里很挑剔、以自我为中心，而且对这份感情不忠。相比责怪自己，她可以看到这项任务太难了，你要如何与一个根本不努力的人继续走下去？她也可以看到自己出现问题是因为加里，这不是普遍的问题。卡伦有其他朋友，她和同事相处得很好，而且她的生活中有其他丰富的经历。改变解释问题的方式能帮助她改善她的情绪，让她看到根本无须责怪自己，也不需要对其他事情感到绝望。

在改变自己的解释风格时试试参考这些有帮助的提示。当某件糟糕的事情发生时，问问自己，下列想法是否有意义："这只是一个偶然事件。在其他事情上我做得很好。""可能下一次我可以更努力一点。""可能这是一个挑战，我可以从中学到东西。其他人可能也会觉得这件事很难。"当你将某件事做得很好的时候，试试这么想，看看你会有什么感觉："我很擅长做这件事。我很努力，而且我很聪明。""我也擅长做其他的事情。""我应该认可自己。""也许，我可以尝试别的具有挑战性的事情，看看自己做得怎么样。"

过于笼统的记忆

容易患上抑郁症的人常常会用模糊和过于笼统的方式记住事情。与其回忆起一件事情或一段时间的具体细节，他们更可能会说："那有点令人沮丧，有点难以承受。事情进展得不顺利。"更具体的记忆听起来会相当不一样："我和我的丈夫特德（Ted）遇到了一些问题，现在，问题主要集中在如何教育孩子上。他想让他们更有纪律性，并且规定宵禁时间，但是我认为，只要他们打电话告诉我他们在哪里就可以。"

不那么容易患上抑郁症的人会回忆起具体的细节。为什么这很重要？如果你的经历是模糊的、过于笼统的，那么你就很难说明如何解决问题。例如，上述回忆起夫妻二人具体意见不一致的妻子可以提出具体的解决方案，举例来说，确保孩子若要在晚上 9 点以后回家就要打电话回来，或者和一位知道孩子在哪的成年人（如教练或邻居）取得联系。但是，当问题是"事情令人沮丧和难以承受"或是"进展得不顺利"时，就很难得到解决。

我们需要关注具体细节，我们会不时地请你准确描述发生了什么、你说了什么、谁做了什么，以及产生了什么具体的后果，然后我们会检视思考和行动的不同方式，并且看看你可以使用什么技巧来解决问题。如果你可以把问题具体化，你就可以使用具体的解决问题的技巧。当你这么做的时候，你会感觉更有力量，从而不再感到无能为力。

反刍——翻来覆去地想

当卡伦变得抑郁的时候，她会关注一些不愉快的事情，然后就被困住了。"我坐在家里，想着自己有多不开心。我一直在想发生过的糟糕的事情。我一直在想，我有什么问题？"这种思维风格是让你变得更脆弱、更容易抑郁和保持抑郁的主要原因。（不幸的是，这种思维风格在女性中更常见，这可能也是女性更容易变得抑郁的主要原因。)你被困在消极想法或感觉中，然后就一直不停地想它。

为什么反刍会和抑郁症有关呢？当你反刍的时候，你关注的是消极的体验。当你被困在消极的想法中时，你会感觉很糟糕，而且，当你反刍时，你是消极、孤独和无力的。像卡伦一样，你可能被困在家里，被困在反刍中，被困在低落的情绪里。当你不反刍的时候，你就能制订计划，完成工作，有效能感，这会让你感觉很好。

但是，既然反刍让我们感觉如此糟糕，为什么我们还要这么做呢？第一，一些人认为他们可以通过反刍找到解决方法。"如果我一直想着自己的感觉有多糟糕，可能我会想出一些让自己感觉变好的办法。"卡伦可能会这样说。第二，反刍的人通常意识不到自己有别的选择，他们会说："当那些消极想法涌入我的脑海时，我通常感觉自己放不下这些想法。"第三，反刍的人无法忍受不确定、不公平或对事情缺乏控制。他们想象，如果自己一直思考一个问题，他们最终会走出来，找出"真正的原因"，然后控制自己的思维。当然，这并没有用，这会让他们认为自己需要反刍更多。第四，反刍可以成为一种逃避不愉快经历的策略。与其只是感觉难过、生气、困惑或焦虑，你可以尝试思考自己的出路。当你思考时，你无法正常感知、行动或沟通。你被困在了你的思维里。

在第 3 章中，我们会探讨一些强大的技巧，以帮助你停止反刍，继续自己的生活。现在，我们希望你在接下来的几天里注意，试着留意自己是否被困在某种消极想法中，一遍又一遍地反刍。看看你的思维是否正深陷在泥泞中打转。

正念觉知

回顾一下到目前为止我们所说的关于你抑郁时的思维方式的内容，有一点应该是显而易见的：抑郁症带来的许多痛苦是在头脑中被创造出来的。这是真的，但值得一问的是：有没有方法可以改变我们头脑的运作方式呢？有没有一些技巧可以让我们摆脱使我们感到十分痛苦的扭曲思维呢？我们是否可以置身事外，简单地"观察"我们的头脑，就像是观看一部电影一样呢？所有这些问题的答案都是肯定的。我们把这种方法称为"正念觉知"，我们将在本书中重点探讨正念觉知的内容。

来自全球的拥有不同信仰的人（如精神导师、心理学家、宗教人物、医学权威）都坚称，用一种叫作"正念"的方法来训练我们的觉知是可能的。这种方法是许多种东方冥想的核心，但是，你不需要是一名教徒，甚至不需要知道任何关于宗教的常识，就能练习使用这种方法。正念只是体验这个世界（包括你的内心世界）的一种方法，在体验的时候你身处当下，完全觉知发生的事情。你没有思考、判断或试着控制正在发生的事情，这些事情都会让你背离觉知。

在正念中，你改变了自己和想法之间的关系。你不试图改变或消除你的想法，同时，你也不服从它们，你只是观察它们。例如，你可以有一个想法，如"我需要做更多事情"，但是，你只是观察这个想法，无须做任何事情。当你抑郁的时候，你倾向于将你的想法和现实混淆。在正念中，你练习退后一步，意识到你的想法只是想法，留意到它们是如何产生的，然后，不付出任何努力，让它们就这样消失。在我们的日常生活中，我们常常努力做一些事情，控制、促成事情的发生，保持忙碌。正念让你从做事模式转变成存在模式，体验和留意，退后一步，观察、观看，然后放手。

研究表明，正念训练可以帮助你从抑郁症中恢复，并且预防在未来复发。在之后的章节中，我们将向你展示运用正念觉知的一些具体方法，在任何时候从你的消极思维中退后一步。然后，在第 12 章（关于预防复发），我们会更详细地阐述如何进行一种可以帮助你保持心理健康的正念练习。

快乐、效力和回报

回忆一下卡伦是如何花费大量的时间一个人在家反刍、孤立自己的。她不再去健身俱乐部，不再见她的朋友，并且逃避工作。她停止做令人愉快和有回报的事情，这可能也是你的主要症状。可能你"失去了"一些有意义的东西（如一段友谊的终结），或者一些回报变得不那么令人满意（你的伴侣不像以前那么体贴和深情了），或者你并没有做那些为了获得回报需要做的事情（你变得消极和孤僻）。减少做有回报的行为是抑郁者的思维的一个标志，但是，幸运的是，你可以立刻改变这种情况。

你的回报菜单

我常常让我的抑郁症患者基于他们过去享受的有回报的经历制作一份清单——一份"回报菜单"。想一想，在你患抑郁症之前，你享受做哪些事情？将这些大大小小的事情制作成一份清单。例如，卡伦把和朋友见面、骑自行车、锻炼、看电影、上课、去博物馆和旅行写进了清单。我让她也举一些非常简单的例子，她列出了泡泡浴、听音乐、烘焙、和朋友打电话，以及写诗。她的回报菜单越来越充实。

卡伦采取的下一个步骤就是开始从回报菜单中做出选择，每天给自己安排一些愉快的、有回报的活动。提前做计划，一次计划一天的活动，这样她就可以拥有有意义的经历。她不再把精力集中在她的前夫身上，把他当作回报的唯一来源，现在她有了一份正在扩大的、处于自己掌控之中的回报菜单。这对改善她的情绪非常重要。

你也可以针对一些能为你带来挑战的积极活动设置一些奖励。举例来说，假设你发现去健身俱乐部锻炼身体特别难。你可能会想要为这项活动设置一项"回报"。例如，当你到家的时候洗个美美的泡泡浴，坐下来阅读一些你喜欢的书籍，或是听20分钟的音乐。针对那些你可以做的帮助自己的事情，定期（可以是每天）给自己奖励。例如，你可以因为读了本书给自己一个奖励！

测量你的愉快程度和效能感

愉快程度是一种测量你有多么享受一项活动的标准。不幸的是，当你参加过去自己很享受的活动时，抑郁症可能会降低你的愉快程度。例如，卡伦发现，现在在健身俱乐部锻炼没有自己患抑郁症之前那么令她感到愉快了，这是抑郁症导致的。要记住的很重要的一点是，你做这些活动做得越多，愉悦感就会积累得越多。这就像是每天投资一点，后期获得一笔巨大的回报一样。当你思考、行动，以及用不同的方式去感受时，你很难会感觉抑郁。

抑郁症的另一个来源是不愉快的生活事件。这样的事件可能是和伴侣频繁发生矛盾，工作中遇到了困难，上下班途中发生的问题，以及加班或任何其他不愉快的事情。我觉得坐地铁或公交车去上班有些令人不愉快，因为很拥挤，而且很难让我放松下来。所以，我决定开始步行，路上大约要花 35 分钟。我会打开我的 iPOD，边听音乐边走，当我到达办公室的时候浑身充满活力，而且心情非常欢快。我从来不迟到，而且从未担心过路上要花多少时间。此外，假设你发现生活中的有些人就是一个负担，他们挑剔、消极，而且会破坏你的心情。你可能尝试变得坚定自信，并且告诉他们对你好一点。如果那没有用，你或许可以回避和他们接触。你有权照顾好自己，少和不愉快的人接触。

影响抑郁症的另一个因素是，你做一件事情时感受到的效能感或自己的能力。这和感到愉快不同。例如，完成一项工作可能很难，但是你做这项工作的时候可能有一种有效的感觉。效能感是克服抑郁症的一种强有力的方法。

了解你的愉快程度和效能感是如何变化（根据你在做什么以及你在和谁在一起）的一个好方法是，连续几天注意你的情绪变化并把它们记录下来。

这可能看上去有点麻烦，但这么做可以揭示许多重要的（而且可能是惊人的）趋势。

一旦你记录这个日志大约一周的时间，你就可以回顾一下，看看哪些活动是令你感到愉快的，哪些和效能感有关，而哪些是"令人沮丧的"。针对这些改善情绪和令人沮丧的活动制作一份清单，多做改善情绪的活动，少做令人沮丧的活动。在你阅读本书的过程中，你会发现，我们会回顾一些概念，如增加有回报的行为、增强你的愉快程度和效能感，因为这些行为是克服许多抑郁症状的强有力的方法。

结　论

在本书中，我们将深入探究抑郁思维，看看我们可以立刻做些什么来改变你的思维方式，那样你就可以改变自己的感觉。一旦你看清了你的大脑是如何把你困在消极感觉和自暴自弃的习惯中时，你就可以开始制定一些改变现状的策略。在接下来的章节里，你将练习使用新的思考、行为、感受和交流方式，那样你就不会再成为自己的思维的受害者。

让我们看看整个过程。图 2-1 展示了我们在本章介绍的许多思维模式。看看你是否可以辨认出你的独特的抑郁思维模式。进化史使你回避风险、保存资源，以及在食物匮乏和存在威胁的时期停止活动。功能失调性态度，如悲观、消极思维及失败时责怪自己的倾向，都强化着你的抑郁症，而抑郁症也相应地强化了这些态度。你也容易反刍、用模糊和过于笼统的方式记住你的体验，并且陷入不活动和隔离状态中。你的抑郁症是有一定意义的，现在我们已经准备好了要去改变它。

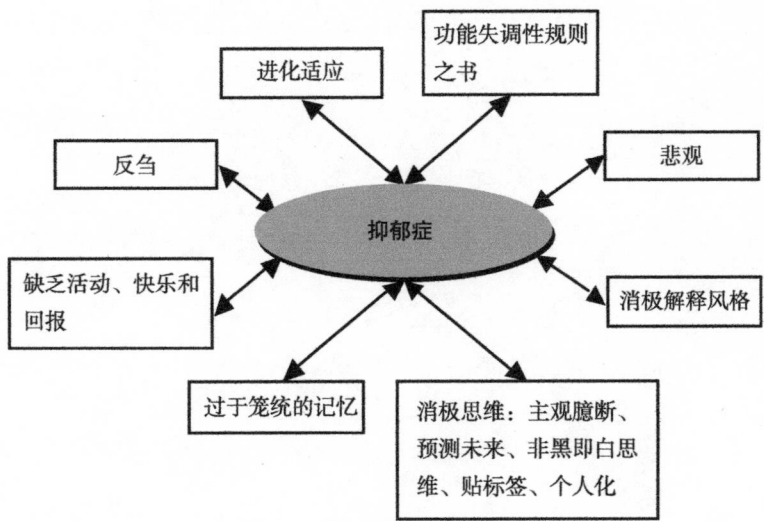

图 2-1　抑郁者的思维模式

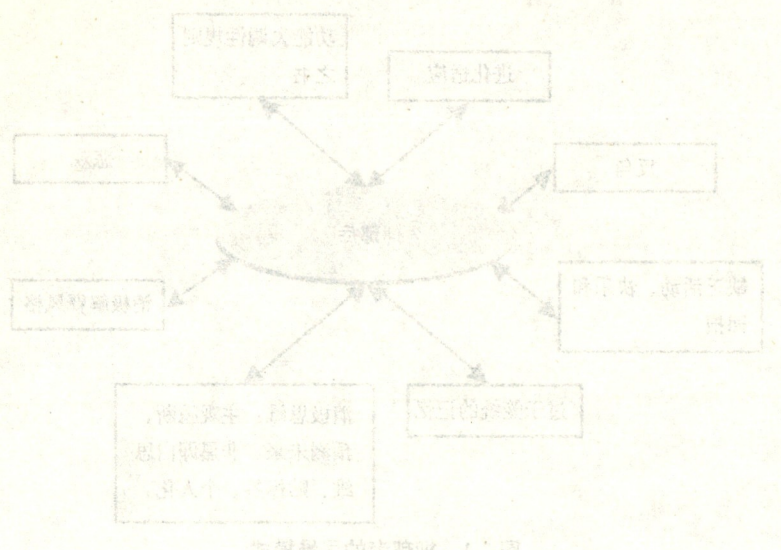

第 3 章
"做什么都没有用"：如何战胜你的绝望

在珍妮（Jenny）来见我的一个月之前，她和比尔（Bill）分手了。在我们会面的过程中，她告诉我她有多么难过和抑郁，她被分手压垮了，而且她认为自己再也不会快乐起来了。"好像对我来说什么都没有用，"她说道，"我以为比尔会和我结婚，但他厌倦了。我的年纪越来越大，我的机会越来越少了。"当时，珍妮 29 岁。

绝望是抑郁症最严重的症状之一。你感觉未来前景黯淡，对你来说做什么都不管用，而且一切都对你不利。你可能认为自己受到了命运的诅咒，你的运气很不好，或者你就是不具备快乐起来的条件。你可能认为你的人生充满了失败的经历，同时你预测未来只会充满失败和悲伤。在绝望的时候，你不相信自己会好起来。

绝望和抑郁症

虽然绝望令人很痛苦，但它只是一个症状，它是抑郁症的一部分，而不是你对现实的准确反应。就像发烧是感染的症状一样，它不意味着房间里的温度很高。当抑郁症发作时，你的大脑几乎只关注消极的事情。所以，你对未来感到消极很正常。

你可能会认为一切毫无希望，这是因为你感觉抑郁。我们把这称为"情绪推理"。你基于自己的情绪，而不是事实，对未来进行预测。我们不知道未来会是什么样子。想象一下，如果某人说："现在我感到快乐，所以我绝

第3章
"做什么都没有用"：如何战胜你的绝望

在珍妮（Jenny）来见我的一个月之前，她和比尔（Bill）分手了。在我们会面的过程中，她告诉我她有多么难过和抑郁，她被分手压垮了，而且她认为自己再也不会快乐起来了。"好像对我来说什么都没有用，"她说道，"我以为比尔会和我结婚，但他厌倦了。我的年纪越来越大，我的机会越来越少了。"当时，珍妮 29 岁。

绝望是抑郁症最严重的症状之一。你感觉未来前景黯淡，对你来说做什么都不管用，而且一切都对你不利。你可能认为自己受到了命运的诅咒，你的运气很不好，或者你就是不具备快乐起来的条件。你可能认为你的人生充满了失败的经历，同时你预测未来只会充满失败和悲伤。在绝望的时候，你不相信自己会好起来。

绝望和抑郁症

虽然绝望令人很痛苦，但它只是一个症状，它是抑郁症的一部分，而不是你对现实的准确反应。就像发烧是感染的症状一样，它不意味着房间里的温度很高。当抑郁症发作时，你的大脑几乎只关注消极的事情。所以，你对未来感到消极很正常。

你可能会认为一切毫无希望，这是因为你感觉抑郁。我们把这称为"情绪推理"。你基于自己的情绪，而不是事实，对未来进行预测。我们不知道未来会是什么样子。想象一下，如果某人说："现在我感到快乐，所以我绝对相信，在接下来的人生里我也会是快乐的。实际上，我会快乐到狂喜。我会成为世界上最快乐的那个人。"和我一样，你会认为这个人太乐观了。人生有起有落。因此，他会有一些难过，甚至是可怕的经历。这是每个人都会遇到的情况。

和那个对其未来进行美好预测的人相比，你对未来的糟糕预测也并不可靠。它们只是抑郁症的一部分。在过去的 25 年里，我的大部分抑郁症患者都有过沮丧和绝望的感觉。实际上，我会和你分享一个小秘密。我喜欢让我的患者预测他们一直会抑郁下去，而且永远也不会有快乐的经历。我喜欢做非黑即白的预测："我永远不会再快乐起来了！"因为这可以证明他们是错的，而且帮助他们认识到绝望是他们的最大的扭曲思维。在本章中，我们将更仔细地看看绝望是如何对我们起作用的，以及你可以做些什么来克服绝望的感觉。

绝望是如何帮助你的

和许多消极想法一样，绝望通常伴随着一条隐藏的"策略"，那就是避免失望。你在生活中受过伤害，遭遇过挫折，现在你的思维跳出来告诉你，未来是令你绝望的，做什么都没有用，所以你可能会放弃。它在减少你的损失，所以你不会对注定要失败的事情付出努力，或是燃起希望，最终只是迎来失望。

有时候，我们甚至会害怕心怀希望。如果你心怀希望，你可能会对未来感到兴奋，尝试做新的事情，冒一点风险，但最终却发现做这些事情都没有用，你一直在浪费自己的时间。但是，比浪费时间更糟糕的是，你会感到失望和羞耻："我真是个傻瓜，竟会相信这么做是行得通的。"你不想做一个"傻瓜"，所以你选择绝望。你在用绝望表达"其实我很聪明，我已经吸取了教训"。

如果有人试着告诉你情况还不至于让你绝望，你可能会觉得他很恼人。

你可能会感觉他们不理解你一直以来经历的事情，不理解这些痛苦和绝望对你来说有多么真实。他们不理解你的境遇——你需要忍受后悔、悲伤和孤独的感觉。即使你不是独自一人，你也会因为自己的感觉而感到孤独，因为没有人比你更懂得这实际上有多么令人绝望。

当人们说："但是，或许一切都会好起来"的时候，你可能会生气。因为你认为他们在否定你的感觉有多么糟糕，但是更糟糕的是，他们在要求你冒一些新的风险，以再次燃起希望。他们在鼓励你挣脱限制，设定一些目标，继续你的生活，但这只意味着你将面对更多的挫折、失望和后悔。你只想一个人待着，和你的绝望一起。没有人理解和真正承认你的绝望不仅有道理，而且能保护你免受伤害：如果我放弃，我就不会再受伤了。这份绝望里有安慰，有平和，有舒适。实际上，你的绝望可能是你可以真正指望的唯一一种情绪。

为了看看对你来说绝望是否有这种作用，请试着做一个实验。制作一份清单，把相信一切是绝望的这种想法的利与弊列出来。不要试着过分理性。认识到你可能从"相信一切是绝望的"中获得了一些潜在的益处。然后检查你写下来的内容。

例如，如果对失望的害怕把你困在了绝望中，那似乎是一件好事：当事情行不通的时候，绝望能保护你不感到失望。但是，想一想这句话的逻辑。因为你不能阻止挫折发生，实际上你是在说："如果我抑郁的话，就可以更好地应对挫折。"我非常怀疑这一点是否正确，我认为，如果你是悲伤的、自责的和犹豫不决的，你就更难应对失望。绝望不会使你准备好应对挫折，而会使你受挫。

一旦你意识到了自己为什么认为绝望可以保护你，以及弄清绝望可以如何保护你，我们就可以探讨如何让你放下防备。

你感到绝望的理由是什么

你可能认为自己有充分的理由感到绝望。如果我问你："为什么你觉得未来是黯淡的？"你可能会立刻用一长串痛苦的原因来回答我："做什么对我都不管用""世上再也没有好男人（女人）了""我太老了（不够吸引人、不够富有、不够有趣、是个大负担、老弱病残）""我比不上别人""我被诅咒了"以及"我再也没有机会了"。给自己一点时间，想一想你认为未来如此黯淡的理由并写下来，接下来我们会逐一检查它们。

让我们看看你的个人缺点清单，这份清单让你认为没有人会想和你谈恋爱。你可能认为自己得长得像安吉丽娜·朱莉（Angelina Jolie）或布拉德·皮特（Brad Pitt）一样才能找到一个情投意合的人，但是，你错了。我们给你一项任务：去市政厅，走进人们领结婚证的房间，问问你自己，里面的人都是电影明星吗？似乎并不是，或者走进美国的任何一家购物中心，看看周围带着孩子和伴侣享受生活的人，然后问问自己，这些人是完美的吗？你对自己的看法可能被消极地扭曲了，但即使它们是真的，也有许多人愿意去爱一个不完美的人。你只需要给他们一个机会，然后同样愿意去爱一个不完美的人。

或者，想一想你的那个观点：你永远不会变得富有或有名。第一，你并不知道那是不是真的。第二，更重要的是，金钱和名利与幸福没有必然的关联。你可以一直困在这个想法里，即除非你拥有钱和名声，否则你永远不会快乐。但是，这个世界上有许多非常快乐的人，他们不富有，也没有名气，而且有许多富有且有名气的人过着痛苦的生活。你只要浏览《人物》（People）或任何一本八卦杂志，或是数一数富有而有名的人中有多少人离婚了，就会明白我的观点是正确的。

也许你会说："我会在未来抑郁的原因是我现在感觉抑郁。"事实上，大约有 50% 的抑郁症患者在不接受任何心理治疗或药物治疗的情况下战胜了抑郁症，而且大部分接受心理治疗或药物治疗的人的状况都得到了改善。但是，你可能会说："我运气不好，我会是少数永远也不会好起来的人之一。"但是，这取决于你，不是吗？如果你简单地假设，自己会永远抑郁下去，那么你极有可能会让你的噩梦成真。

你的绝望是自我满足的预言吗

现在，你可能真的相信一切都是令人绝望的，并且你做什么肯定都无济于事。但是，坚信这种信念的结果是什么呢？绝望是一种自我满足的预言，因为你不去尝试做任何可能让你感觉好一些的事情，一旦某件事令你沮丧，你就不再付出努力，而且你无法坚持长期做积极的事情，因此就很难发现这么做会有什么效果。你指望着绝望，所以你不愿意投入任何时间和精力，或者采取任何行动来让情况变得不同。你已经把未来建立在绝望之上，所以你的绝望也会成真。

但是，如果你做了如下两件事情，结果会如何呢？第一，如果你决定怀疑你的绝望，会如何？第二，如果你决定采取行动克服你的绝望，会如何？会发生什么？让我们试试看。怀疑你的绝望仅仅意味着承认你不可能准确预测你的未来。你不能确定自己永远不会快乐。你不能确定自己永远不会拥有你想要的那种亲密关系、让你感觉很棒的工作、高自尊或美好的人生。你可能是抑郁的，但你不是预言家。你对绝望的看法是否也有可能是错的呢？我要你只是心怀一点疑问，承认你对未来将会多糟的看法可能是错的。这个小小的疑问可能是你跨出的一大步，它能够开启你通向未来的新大门。

现在，如果你感觉没那么绝望了，你会做些什么不一样的事情？你会更积极或开朗，制订计划，或是尝试参加一些新的活动吗？如果你决定像做一个实验那样去做，与绝望反道而行，会如何？

让我们想象一下，你对找到让自己的人生更完整的亲密关系感到绝望。试着做一个实验，让自己相信这不是不可能的。告诉自己，你最终一定会找到那种亲密关系。现在你会做什么？我们在第1章提到的卡伦决定尝试做这个实验。她对自己说："如果我相信我最终会找到某个人，现在我也许能更享受我的生活。我可能会更多地走出家门，参加课程，学一些新东西。我会获得更多的机会。"所以，卡伦开始了一项新实验：表现得好像一切都会好起来一样。我建议，因为她能依靠自己的力量使事情发生变化，所以是时候冒一点险了，实际上她就是这么做的。她参加了一个电影课程，开始学习印度舞，加入了一个组织，而且开始锻炼身体，这使她对自己的感觉变好了。通过相信一切不是令人绝望的，她对自己的生活感觉更好了，对未来更加充满希望了，对一段亲密关系的渴望程度降低了。当她后来遇到一位自己真正喜欢的男士时，她已经是一位积极、有趣、有魅力的女性了。她不是强求一段亲密关系，但如果有好的机遇，她会愿意接受。

卡伦的实验结果也可以成为你的结果。你可以停止绝望，对自己说："我会表现得好像一切都充满希望。"你可能会发现，你可以让一切变得更好，不仅是现在变得更好，未来也一样。

克服你的绝望

让我告诉你安迪（Andy）的故事，安迪是给我买洋基棒球队比赛门票的患者。安迪来见我的时候29岁。他抑郁、目中无人，而且完全不配合治疗。他和父母住在一起，他一直抱怨父母有多么不理解他，他们是如何没有帮助他走进现实世界，以及他们如何对他期待过高，这些抱怨快要把他的父母逼疯了。他拒绝做任何事情来帮助自己。我们的几次会面对我们两个人来说都很沮丧，无论我们做什么，他都觉得抑郁，而且我会因为他拒绝接受我说的一切而感到沮丧。几个月后，我对他说："你知道吗，安迪，你表现得就像你不会做任何事情来帮助你自己一样。你不吃药，不做任何自助的家庭作业，你只是抱怨。你觉得我要怎么做才能帮助你？"

他立即回答："你什么都做不了。"

"好吧，我猜唯一的方法就是让你习惯这种抑郁的状态。"

他很困惑地看着我，甚至有一点生气地说："你说什么？"

"你告诉我这是没有希望的，而且你不会做任何事情来改变现状，所以或许这是没有希望的。"

他立刻告诉我，他准备放弃治疗。

然后，他真的放弃了。但是，两周后，他打电话给我说："可能你是对的。可能我需要做些什么来帮助自己。"

我说："你的抑郁量表得分是 45 分。这是一个很高的分数。我不是在保证什么，但是我会和你打个赌。我打赌，如果你按照我说的去做，那么 12 周后你的抑郁程度就可以减轻 50%。赌约是如果你的抑郁得分降到了 22 分或更低，你就得给我买两张洋基队比赛的门票。"

"好的，说定了，"安迪说，"但是，如果我的抑郁得分没有降到 22 分，那我会得到什么？"

我笑了笑说："我不担心。我会赢的。"

然后，就这样开始了。我们努力改变他和父母的关系。我建议他为抱怨父母和把一切归咎在父母身上而向他们道歉，并且问问他们，他怎么做才可以帮助家人。我们每天都设定目标，挑战他的自我批评思维，并且尽我们所能让他变得更积极，为他人带来更多帮助。他找了一份兼职。12 周后，安迪的抑郁得分降到了 14 分，所以他给我买了门票。

我说："想和我一起去看洋基队的比赛吗？"

所以，我们俩一起去看了棒球赛。

几年后的一天，我走在纽约市的人行道上，遇到了安迪。他微笑着，看起来棒极了，他说："你救了我的命。"我问他现在在做什么，他告诉我他在一家日托中心工作。他真的是一个善良、充满爱心的家伙，只是曾经被困在抑郁症里。但是，我们一起努力帮他克服了自己的绝望。

顺便说一句，我不记得洋基队有没有赢。但是，我们俩都赢了。

你需要改变什么来让自己的感觉好一些

你可能感觉被困住了，而且对未来感到绝望，因为你真的需要改变你生活中的一些事情。安迪就是一个明显的例子。他感到绝望的部分原因是他没有工作，与朋友失去了联络，而且他没有制订计划。所以，应对绝望的第一步就是问一问自己："我想要处于什么状态？"或者"我想要生活中发生什么？"安迪告诉我，他想感觉自己更有用，他想走出家门，想再次拥有朋友，而且他想获得一份工作。他也想拥有属于自己的钱，那样他就不需要从父母那寻求经济支持。这些似乎都是很好的目标。但是，为了从 A 点到达 B 点，他需要做出一些改变。

如果我要从我家开车到一个从未去过的地方，我会用 MapQuest[①] 规划我的路线。我会输入自己所在的位置和我想去的地方。你也可以这样规划你的生活。在友情、亲密关系、健康、适应性、金钱、工作、休闲、精神生活、学习和效能感方面，你处于什么样的状态？你最终想拥有什么样的状态？

作为治疗的一部分，我和安迪主要关注朋友这一方面。他和朋友们失去了联系。从某些方面看，这可能是一件好事，因为他的几位老朋友是酒鬼和药物滥用者。他有机会把自己的精力集中在更能为他带来回报和力量的朋友身上，这些朋友可能会对他产生积极的影响。此外，或许他可以制定一个目标，交一些新朋友。但是，我们得看看建立友谊的过程中涉及什么。我们识别出了安迪在这个领域存在两个问题：他不回朋友的电话；当他和朋友见面时，他只会抱怨。所以，第一步是打电话给朋友，为中断联系道歉，然后制订一些计划。第二步是停止抱怨，集中注意力描述一些他正在做的积极的事

---

① MapQuest 是美国一家专业的提供网上地图的网站，通过 MapQuest 用户可以方便地直接在地图上找到两点之间的最佳路径。——译者注

情，并且更好地聆听这些他想要与之成为朋友的人的心声。

安迪更深入地意识到，他得改变把自己的问题归咎在他人身上的习惯。那样做不仅不能解决问题，反而会让别人疏远他，而且让他感到更生气。生气和责怪是无助的一种表现，而且这种无助感可能会导致你对任何事情感到绝望。最好和别人分担责任，那样你就不会对改变感到绝望。人们在生气和责怪他人时做不好任何事情。没有人是用责怪和生气建立起一家成功的公司或一段幸福的婚姻的。责怪自己也不会让事情好转。安迪最终意识到，责怪他人或自己，问题还是一样存在，而且他发现，实际上自己有能力改变一直以来让自己感到绝望的一些事情。

什么不是令人绝望的

有些人说："一切都是令人绝望的。"这是抑郁的表现。但是，这个世界上的所有事情怎么可能都是令人绝望的呢？即使你的亲密关系是令你绝望的，你也会穿戴整齐、吃午餐、工作和见你的朋友。所以，绝望的感觉是普遍存在的，绝望的人会觉得好像什么事情都不对劲，但是这是一种曲解和夸张。如果你辨认出了生活中不令人感到绝望的事情，你就可以对未来重燃希望，然后重新规划要把精力放在什么事情上。

让我们以贝蒂（Betty）为例，她正在经历第二次离婚。她对与丈夫卡尔（Carl）和解感到绝望，也对自己的余生感到绝望。她一直在反刍着："如果我们能复合，我就可以再次快乐起来。"但是，那似乎是不可能的。和卡尔复合真的令她感到绝望，但是，她会因此认为自己的整个人生都是绝望的。

我让贝蒂想一想她和卡尔结婚前的生活是什么样的，她曾经在做哪些事情的时候感觉很享受？我和她一起制作了一份清单，列出了许多能带给她快乐的事情，包括和朋友见面、工作、学习、听音乐、旅行、锻炼、养宠物、探索城市、远足、参加帆船运动和认识新朋友。然后我问她，如果在和卡尔结婚之前她可以享受自己的生活，那么现在没有了卡尔，她为什么就不能享受自己的生活呢？所以，我们按照她的清单制订了一个对抗绝望的计划，为每天、每周、每月以及下一年制定具体的目标。

第一天，贝蒂制定了目标清单，然后打电话给一位朋友，把计划中的活动提上了日程。第一周，她重新走进健身俱乐部，制订晚餐计划，并且更加专注于工作。她的长期计划包括旅行、参加一些课程（她想丰富自己在商业方面的知识），以及认识一些新朋友。贝蒂不再关注真正令她感到绝望的事情，即和卡尔的婚姻和使她产生的悲伤的感觉，她开始集中精力实现不令她感到绝望的目标。她的情绪开始缓解，她开始对自己感觉更好。尽管贝蒂依然有一些抑郁症的症状，但是她的绝望感已经减轻了。"我意识到，通过每天做些什么，我逐渐能取得一点点进步，"她说道，"我有目标了，而且这给我带来了希望。"

在你获得快乐的过程中，没有什么是必需的

你可以看到，在贝蒂克服绝望的计划中并不包含卡尔。这是我们需要记住的很重要的一点。我们常常对一件事情感到绝望，但它不会阻止我们获得快乐。你的快乐不取决于某个人、某份工作、某种成就，或是银行账户里钱的数额。我们可以这样思考：如果美满的婚姻对于你变得快乐来说是必需的，那么你在遇到配偶之前就不可能感到快乐；如果你的工作是必需的，那么在获得那份工作之前，你也不会拥有任何快乐的时光。但是，事实上，有无数其他的因素可以带给你快乐。

想象一下，一个小女婴出生了，她的父母很爱她，其他人也很爱她。后来她长大了，在学校的表现很好，她有很多朋友，而且获得了一些成就。但是，她周围的某个人一直在告诉她："在你遇到一个叫卡尔的人且和他结婚之前，你不会快乐，只有和他结了婚，你才能变成一个有价值的人，你才会感到快乐。"显然，这么对待一个孩子是离谱的，这么做剥夺了她所有快乐的源泉，让她相信，她一生的幸福取决于一个可能她永远也不会遇到的叫卡

尔的人，我们也许可以把这种行为视为虐待儿童。

但是，你可能在对自己做同样的事情。如果你认为你的未来是令你绝望的，因为你告诉自己只有某件事进展得顺利或者和某个人在一起你才会快乐，你不是在用同样不理性的方式剥夺自己快乐的权利和虐待自己吗？

你曾经这样做过吗

另一种正确对待绝望的情绪的方法是，承认你曾经对一切事物感到绝望，而且你是错的。回顾你的人生，问问自己是否曾经有过如下这些想法。

- 我永远克服不了抑郁症。
- 我永远不会再快乐起来。
- 我永远不会拥有另一段亲密关系。
- 我会一直孤独下去。
- 我永远不会取得成功。

现在，请回顾你的人生，检验这些事实。假设五年前你对自己说过，你永远不会再快乐起来。在那之后你有没有微笑或大笑过呢？

在之前的人生中，贝蒂有过一些绝望的想法和一些绝望的阶段。五年前，她尝试过自杀，住院过两次，而且离过婚，这给她带来了非常严重的后果。但是，事实是，她在第一次离婚后抑郁了一段时间，然后她克服了抑郁，在遇到了卡尔后坠入爱河并再次结婚。有一段时间她生活得很幸福，在工作上她也取得了一些成就。所以，她在渡过绝望时期之后变得更积极了。

你可能会觉得生活毫无希望，因为你认为现在自己所面对的障碍太多了，难以跨越。但是，所有人都在人生的某个时刻克服过困难。你可能只关注目前的情况有多么糟糕，以及未来会有多么糟糕，但是你在过去曾经克服过的那些障碍呢？

贝蒂曾克服过一些障碍。她的母亲很挑剔，父亲很冷淡，她的父亲在她11岁的时候去世了。她在和其他孩子相处时出现过一些问题。但是，她还是挺了过来。她结交了一些朋友，在学校的表现很好，考上了大学，克服了刚入学时的孤独感，然后结交了一些现在依然在联系的朋友。她的抑郁症发作过几次，但每次都被她克服了。我相信你也曾克服过许多困难。

想一想，而且在想的时候，请记住绝望可能是暂时的。过去你对绝望的判断是错的，这次你可能也错了。在你尝试过之前，我们不知道这次的情况是否是令你感到绝望的。

你尝试过所有方法了吗

你可能会说："看，我已经抑郁了一年多了，我接受过治疗，尝试过吃药，但都没有好转，我为什么应该对未来感到乐观呢？"我不是在告诉你要保持乐观。我可以做的只是让你对未来的绝望抱有一点怀疑。

除非你真的尝试过克服抑郁的所有可能方法，否则你无法确定一切是令你绝望的，而且我可以保证，你绝对没有尝试过所有最新的治疗方法。我为临床医生写了一本书，名为《认知疗法技巧》（*Cognitive Therapy Techniques*），其中大约有100种治疗技巧。我敢肯定你没有尝试过所有的技巧。我认为，对你来说，极端的选择是完全不必要的。我的意思是，有许多战胜抑郁症的方法，而且我可以肯定，你没有尝试所有的方法。还有一点，医学领域一直在开发新的治疗方法、新的药物，以及新的治疗形式。每位抑郁症患者都有很大的希望可以康复。

希望的终结

抑郁症的最大悲剧就是自杀，这是绝望的终极表现。当一名患者有自杀的倾向时，阻止其自杀是我们需要完成的最迫切的任务。

许多抑郁的人都有过自杀的想法，但是他们说自己永远不会真的这么做。你的治疗师可以帮助你确定你是否有自杀的风险。自杀风险的重要预测因子包括：曾经尝试过自杀，在曾经尝试自杀的过程中希望自己死去（有时候，尝试不意味着致命），自残行为（如割伤或打自己），对自己开枪，写遗书，威胁要自杀，滥用药物，酗酒，缺乏社会支持，感到绝望和缺少活下去的理由。

有自杀想法的人可能会谈论自己想死的原因。例如，逃避痛苦，感觉人生太艰难了，或是不想再成为别人的"负担"。但是，我会让我的患者想一想他们活下去的理由，我也请你做这件事。有时候，这些理由包括：对伤害自己所爱的人感到内疚，希望治疗和药物可以帮助自己，希望情况会好转，自己的抑郁思维可能并不现实，道德方面的顾虑，害怕自己真的自杀，以及错过了很好的机会，等等。如果你的抑郁症让你很难做这项练习，试着问一问自己："如果我不抑郁，活下去的理由有哪些？"这很重要，因为当你的抑郁症减轻时，活下去的理由将给你带来很大的帮助。

放弃自己的生命是你将做出的最重要的决定。你确定要在自己的思维可能被负面想法极大地扭曲的时候做出这个决定吗？你确定要在还没有尝试过一切可行的办法前做出这个决定吗？在本书里，你会读到许多人的故事，他们的人生似乎完全是毫无希望的。现在，知道他们还活着，而且过得很好、很快乐，这让我感觉很棒。除非你活着，并且试着去解决这些问题，否则你的病情不会好转。

但是，如果你的抑郁症已经非常严重，而且危及你的生命，那么这时候很重要的一点是，你要向你的家庭成员、朋友和治疗师寻求帮助。在医院里接受短暂的治疗可能会对你有帮助，在医院里，你可以被保护起来，接受药物治疗，暂时避开日常生活的压力。

萨姆（Sam）曾经尝试过自杀，而且现在又开始感到绝望和有自杀的念头。我们安排他住院几个星期，在医院里他可以接受更积极的治疗。在他出院后我见到了他，他好像变了一个人似的。当时，他发现自己处于危急时刻，从而积极寻求治疗，因此获得了及时的救助。我知道，他的妻子、两个孩子和许多朋友都为他所做的接受住院治疗的决定而感到高兴。

请认真对待你的自杀念头并和你的治疗师或某个亲近的人讨论这个想法。你需要仔细考虑，做出决定，从别人那里得到最好的建议，并且找到解决问题的积极方法。在我的那些战胜了抑郁症的患者中，有许多人曾经都有过自杀的念头。有时候我们会一起回顾那些悲惨的绝望时刻，庆幸的是当时他们选择了接受治疗，而不是结束自己的生命。

充满希望并非易事，这需要我们付出努力，努力的过程中会遇到沮丧的事，而且你不知道未来会是什么样的。但是，希望是真实的，它不是一种幻想，而且我可以告诉你，我见过许多通过坚持不懈和接受帮助最终战胜抑郁的案例。

正如那句话所说："你一次救一个人，就拯救了世界。"我相信这句话，而且我相信你可以拯救你自己。但是，你得给自己一个机会。

当下你是绝望的吗

绝望总是关于未来："我永远也不会快乐""我永远也不会拥有我想要的那种亲密关系"或是"我会一直是个失败者"。你在预测未来，所以，从定义上来说，你没有活在当下。

现在，你需要回答的一个问题是："当下你是绝望的吗？"

你在当下觉知到了什么？可能你正坐在房间里，读到这一段文字，而且是独自一人。但是，当你读这一页的内容时，我和你正把注意力集中于你此刻所想的内容和体验到的一切。所以，让我们看看，我们可以在当下做些什么。首先，把注意力集中在你的呼吸上，留意到它像空气一样流进、流出。让自己退后一步，就像从远处观察你的呼吸一样。不要试着控制它，不要评判它，不要试着让它变得更缓慢或更深入、更好或更坏，只是观察自己吸气、呼气。现在，保持这样呼吸几分钟。当其他想法进入你的大脑时，让它们就这样消失，然后让自己的注意力慢慢重新回到呼吸上。

现在，我想让你拿出一些很好闻的东西，如一个橙子、一个松果或一瓶香水。如果你拿的是橙子，那么把皮削掉，然后闻一闻这个橙子。请留意橙子的微妙香气。可能你从来没有像这样花时间闻一个橙子的气味。这种味道会让你在吃这个橙子的时候更加享受吗？如果你拿的是松果，那么用你的指尖触摸它，触摸每一条纹路。它上面有汁液吗？如果你选择了香水，那么在你的手腕或脖子上喷一些。现在，轻轻地闻一闻它的味道。试着去留意不同层次的香气，和香气一起留在当下，留意香气是如何出现又消失的。

现在，把这些东西放在一边。我们将尝试一些别的东西。

我希望你闭上眼睛，想象月光下的森林。地上有积雪，雪花还在慢慢飘落，一次一片。你留意到，每片雪花都慢慢地飘落，它们一边非常轻柔地飘落，一边抚摸着夜色，最后落在了积雪上。雪花飘落时，你可以感受到冰凉的空气和雪花。你留意到缓慢落到地上的雪花的形状。

现在，想象自己是飘落的雪花。你是飘落的雪花，不断地重复想象这个过程。你是夜色中一片飘落的雪花。你是飘落的雪花，一次一小片，不停地飘落。你在夜色中飘落，月光洒下，周围寂静、平和。你和雪花一直在飘落，接连不断。

停留在此刻。寂静、轻柔、自然，在雪花周围的月光中。保持平静。

如果你能够做这三项练习：观察你的呼吸、闻香味，以及在想象中看着雪花飘落，你就已经摆脱了绝望，进入了当下，已经完全活在此时此刻。

当下没有绝望。此时此刻不是未来，它是现在，此时，此刻。在这个时刻，你就是你。一个又一个时刻，一片又一片雪花，一次又一次呼吸。重复，然后回归。留在此刻，放手，然后另一个时刻来临了。

然后，你重获新生。

当你活在当下的时候（体验、聆听、感受、品尝、感觉），你会认识到，自己现在就可以找到一种让自己感觉活在当下的事物。活着就是有意识。活着就是完全觉知。放下你的评判，放下控制的需要，放下未来，就留在当下。当下没有绝望，而且也没有希望，只有你当下的体验。

结　论

令人最痛苦的事情就是感到绝望，但人们在很多时刻都会感到绝望。如果你正在阅读本书就意味着，你感觉还有一些希望。你想从本书中获得希望。每天，我都和因抑郁或焦虑感到绝望的患者交谈，但是，这并不会令我感到沮丧，因为我很有信心，通过一起努力，我们将扭转这种局面。我们需要记住，预测并不是事实。除非你已经尝试了所有方法，否则就没有结束。你可以每天做一点积极的事情，而且如果你可以让积极的事情发生，那你就不会陷入绝望。你需要重复做积极的事情来获得回报，而且，虽然做某些事没有用，但是做其他事情可能会有用。你只有具有足够的灵活性才能取得进步。

我在整本书里提出了许多技巧和观点，你可以一遍一遍地用这些技巧和观点改变自己感知事物的方式。在你感觉好一些之后，回顾和检查你的消极预测，那样你就可以记住，你已经实现了自己认为永远也做不到的改变。

挑战你的绝望

- 意识到绝望不是对现实的真实反应，它属于抑郁症的一种症状。
- 问问自己，感到绝望是否有好处。你的绝望是否在保护你避免感到失望，或以其他方式帮助你？

（续）

- 你为什么对一切事物感到绝望？写下你的理由，然后反复思索。
- 你的绝望是一种自我满足的预言吗？看看自己是否可以对"一切都是令人绝望的"抱有一点怀疑。然后想象一下，如果你仍怀有希望，会发生什么。
- 问问你自己，为了让自己感觉好一些，需要改变些什么。这也许是一个可以实现的目标。
- 在你的生活中，哪些目标是令人不那么绝望的？把精力集中在这些目标上，而不是那些你不能达到的目标。
- 意识到，对你的快乐而言，没有哪个人或哪种经验是必不可少的。
- 问问你自己，你以前是否感到绝望过，后来情况改变了吗？
- 或许你认为自己现在面对的障碍太大了。但是，你在过去曾经克服过什么样的障碍？
- 你是否还没有尝试使用过某种技巧或药物来战胜你的抑郁症？除非你已经试过所有的方法，否则就不应该感到绝望。
- 尝试做一项正念觉知的练习。你会看到，自己不会对当下感到绝望，而且你可以在任何时候回到当下。

第 4 章

"我是个失败者"：如何应对你的自我批评

汤姆（Tom）已经失业两个月了，此后，他的情绪一直很低落。他之前在一家银行工作，表现很不错，但是，银行因为亏损需要裁员。事实上，银行裁掉了大约 15% 的员工。但是，汤姆感觉自己失败了。"毕竟，他们留下了 85% 的雇员，"他说道，"我要怎么面对我的朋友？我的意思是，他们会同情我，但那只会让我显得很可悲。"

汤姆告诉我，晚上他独自一人坐在公寓里，想着自己是个失败者，没有人会想和他在一起，而且他在人生中遭遇了很多失败。汤姆灰心丧气、厌恶自己，而且感觉自己像是一个没人关心的社会弃儿，他发现自己很难继续走下去。汤姆是一个帅气的年轻人，但因为得了抑郁症，所以他感觉自己不再有魅力了。

自我批评和抑郁症

对许多人来说，自我批评是抑郁症的一个核心特征。它的具体表现是责怪自己（"都是我的错"），给自己贴标签（"我不敢相信我有多么愚蠢"），讨厌自己（"有时候我都受不了我自己"），怀疑自己（"我就是无法做出正确的决定"），以及忽视自己的优点（"任何人都可以做那件事，那不难"），而且当你自我批评时，最小的错误或最不起眼的缺点都会使你自我厌恶。如果你打翻了一杯咖啡，你就是个笨蛋。

自我批评的问题是，它和抑郁症的许多其他症状有关系。例如，你在反刍时可能会关注一些自我批评的想法，关注你做错的某件事或你身上的某个问题。看看下面这份清单，对你来说，自我批评是否和以下内容有关。

- 反刍：我一直翻来覆去地想我是怎么把事情搞砸的。
- 不公平的比较：我一直把自己和表现更好的人作比较，而且我不够优秀。
- 无法享受活动：当我做某件事情的时候，我无法享受过程，因为我常常会想自己做得有多么糟糕。
- 犹豫不决：我做不了决定，因为我对自己没有信心。
- 害怕后悔：我无法做出改变，因为如果达不到理想的目标，我会感到后悔。
- 无助：我做任何事情都很难，因为我认为我做任何事情都无法改变我的生活。
- 孤立：我在人群中的时候很难受，因为我感觉自己没什么能给别人的。
- 害怕亲密：我害怕与他人建立亲密的关系，因为一旦人们了解了真实的我，他们就会拒绝我。
- 悲伤：我很难过、灰心，因为我的自我感觉并不好。

但是，这枚硬币有另外一面：如果你克服了你的自我批评，那也会改善你的其他症状。如果我们打败了自我批评，我们就可以打败绝望、犹豫不决、孤独和反刍，所以，对于你来说这是一个很好的目标。让我们开始行动吧。

把你的自我批评表达出来

让汤姆辨认出他对自己的消极想法相当简单。他说："我感觉自己像是个失败者。我很努力地争取到了这份工作，而且我认为自己表现得不错，但我却被解雇了。现在，我 28 岁，没有工作。我认识的其他人都过得很好。但是，看看我，我没有工作，几乎一无所有。"

你对自己的消极想法可以有许多种形式。例如，你可能给自己贴上"无聊""愚蠢""难看""低人一等"或"不讨人喜欢"的标签。你可能会发现自己几乎在批评自己做的每一件事情："我不敢相信自己有多么愚蠢"。我竟然又这样做了！

辨认出你的自我批评是如何影响抑郁症的一种方法是，记录下所有有关自我批评的想法。你可以拿出一张纸，当消极想法出现时，就把它们写下来。你可能会发现，从早上起床一直到晚上睡觉，你一直在批评自己，或者你可能会发现，在某些情况下你会更频繁地批评自己，如当你和新朋友见面时，或是当你在工作中和某人互动时，或是当你第一次做不好某件事情时。一位女士一直在记录自己的自我批评的想法，她决定对每一个消极想法说："我又这样做了"来让自己注意到它们。

定义你的用词

在你进行自我批评之前，定义你对自己所说的内容可能是有帮助的。你口中的"输家"或"失败者"指的是什么？我让汤姆告诉我，对他而言这些词汇意味着什么。他回答说："输家就是永远不会赢的人，就是什么事情都做不好的人。失败者也一样，你做不成任何事情。对你来说，做什么都进展不顺利。"

"输家的反面是什么？"我问他。

"可以真正把事情做成、做对的人；对自己感到自信的人；和我不一样的人。"

"好吧，汤姆。实际上，对失败者的反面，你给出了两个非常不同的定义。第一个定义是'能把事情做对的人'，第二个定义是'感觉自信的人'。"

"对，是这样。"

"有没有可能某个人在做一些事情时表现得很好，但在做其他事情时感到不自信呢？"

"我猜是有可能的。"

"如果你把自我批评建立在感觉不自信上，那么你就被困在恶性循环中。你对自己说，我之所以自我批评是因为我不自信，我不自信是因为我会自我批评。这就像是你批评自己是因为你不自信一样。这听起来就像是实际上你因为批评自己而批评自己，对吗？"

"既然你这么说了，我猜是这样的。"

所以，我们现在清楚了汤姆的定义，如下所示。

- 输家是指永远不会赢、什么事情都做不对的人。
- 失败者是指做不成任何事情、做什么都进展不顺利的人。
- 输家的反面是指可以把事情做成、做对的人。

检验证据

我决定让汤姆回到我们在定义词汇时提及的自信的问题上。"你知道吗，当你把自我价值建立在'感到自信'上的时候，你就是在应用一种我们称之为'情绪推理'的扭曲想法，"我解释道，"这就像是在说，因为我感觉糟糕，所以我感觉糟糕。你可以感觉糟糕，但是你依然可以做一些值得做的事情，难道不是吗？"

汤姆同意我的说法，他说："但是，我要怎么改变我的感觉呢？"

我回答道："这可能需要花些工夫，但是我们需要做的第一件事情就是确认一下你是否看到了事实。当我们看到事实的时候，我们可能会看到你已经做了许多积极的事情。但是，你没有认可自己所做的这些事情也是一个事实。我们可以看看为什么会这样。"

我们决定找一找证明汤姆是个失败者的证据。他想出了几点："我总感觉很抑郁，我丢了工作，我没有很多钱，而且我还没结婚。"然后，我们找了找证明他不是一个失败者的证据，他说："我上了大学并且顺利毕业，我有一些朋友，实际上我在工作中表现很好，我喜欢旅行和做研究，组织过一些活动，而且我长得还不错。"

所以，你对证明汤姆是一个输家和失败者的证据有什么样的看法？对你来说，这有说服力吗？你认为汤姆能够说服陪审团相信他是一个输家和失败者吗？当你抑郁的时候，你会关注一些消极的事情，如"我丢了工作"，你不会想到自己身上所有积极的方面。你的观点是带有偏见的，而且你不会考虑你所说的证据有多少有效性。例如，你会把所有丢了工作的人都视为失败者吗？不是有很多人因为市场环境的变化、公司规模缩小和管理上的变化而丢了工作吗？这些人不会找到新工作吗？在找到新工作之前，他们就是失败者吗？当他们找到新工作时，他们就成了赢家吗？

自我批评有什么益处

在前几章中，我们了解了抑郁症本身可能给你带来的益处。同样，在第3章，我们了解了绝望可以如何帮助你。所以，问一问自我批评是否有益处也是合情合理的。你也可以思考你可能通过批评自己获得什么？

我们可能认为，如果我们批评自己就能激励自己，因此我们会更努力。我问汤姆他认为批评自己的益处是什么。汤姆试着给出了他认为我想听到的答案，他说："我知道，这是不理性的，也没有任何益处。"

"无论这种想法是否理性，我们通常都会认为，我们的想法会以某种方式帮助我们，"我说道，"你认为你期望从自我批评中获得什么？"

"我猜，我认为这么做会激励自己。也许这能督促我，让我更加努力。如果我感觉非常糟糕，可能我会再找一份工作。"

"所以，你认为自我批评是一种激励自己的好办法吗？"

"我知道这听起来很疯狂，但是，是的，有时候是的。"

"你可以想象有一本名为《为了取得成功，你需要做 10 件讨厌自己的事》的书吗？"

汤姆笑了起来，说道："我无法想象，但是，你也许可以在深夜的电视节目上看到这样的书。"

"那么，如果有一本名为《认为自己是个失败者是如何帮助我获得成功的》的书呢？"

"好吧，好吧。我明白了。"

"明白什么？"

"批评自己没有任何益处。"

但是，你可能认为自我批评是有益的。你可能认为你的自我批评会燃起你内心的一把火，然后让你振作起来，采取行动。有时候，一句批评你的话可能会激励你更加努力，一些运动教练是这样认为的。但是，除非你认为自己有耐力坚持到超级碗大赛（而且是在你患抑郁症之后），否则自我批评只会打败你。不要变成尖叫着批评队员的教练，你可以试着变成为自己加油呐喊的最棒的啦啦队队员。

你可能认为你只是比较现实："但是，我真的是一个失败者。"在这样判断之前，请先检查所有的事实，衡量正反两面，问问你自己，如果你有一个朋友和你有相似的问题，你会给他什么样的建议，这些都是现实的做法。你需要了解所有的事实，而不仅仅是消极的事。实际上，你可能甚至会总结出，你的自我批评是不现实的。

你可能担心，如果你不随时进行自我批评，你可能会放松警惕，变得太自信，然后让自己出更大的洋相。这些关于自我批评的信念可能会让你患上抑郁症。如果它们对你有益，那么你会感觉很棒，不是吗？如果你的批评是有帮助的，那么为什么你会感觉这么糟糕呢？

设定你的标准

事实是，在这些信念中有一些内容是有道理的。你不想要变得如此自满，把简单的呼吸当作你表现优秀的标准。但是，对你来说，合理的标准是什么？以下是一些可供参考的标准。

设定可实现的目标

当你设定目标时，它应该是你可以每天实现的。你会感知到每天都有成功的机会。例如，当我想到截稿日期时，我会对自己说，写一个小时吧。这对我来说是一个可以实现的目标。我不会说，今天写出一本书的内容吧，因为那根本就不现实。

用自我奖励代替自我批评

当你感觉很好的时候，对自己说一些积极的话语并不难，如"做得很好"或是"我很高兴自己努力了"。但是，当你抑郁的时候，这种自我奖励的行为可能不会出现，你只会自我批评。所以，当你实现了某个目标时，请努力对自己说一些积极的话。制作一份自我鼓励的话语清单，这样当你需要的时候，你就可以随时脱口而出。例如："我真棒。""我努力过了。""我正在取得进步。""我做成了某件事。""我正在向着目标前进。""我比之前做得好。""我付出了很大努力，这让我感觉很棒。"我的一位患者会想象自己和自己击了一个掌，另一位患者会想象自己在球场禁区内射门，还有一位患者会想象自己在一群可爱的观众面前鞠躬致谢。

你也可以增添一些具体的自我奖励。例如，对自己说："如果我写完这些信，我就可以去散步。"列出一些你非常享受的活动，然后让它们成为你做完一些不那么令人享受的活动的奖励。

进行自我修正

汤姆想停止严厉的自我批评，但是我们知道，如果他只是试着告诉自己，他做的每件事都很棒，这不会起作用。想象一下你坐在一面镜子前，告诉自己一切都很棒，你是世界上最棒的人，没有人可以阻止你。你可能会在几分钟里感觉好一些，但是，除非你所说的是基于现实的，否则你不会相信这段鼓舞士气的话中的任何一个字，你无法欺骗自己。

所以，我们决定试一试另一种办法——自我修正。这意味着，诚实对待自己的错误。例如，汤姆意识到，认为自己可以一辈子在银行工作是错误的想法。与把自己孤立在公寓里，满脑子羞耻的想法，反刍着自己"是一个失败者"相比，他可以采取积极的行动，计划如何寻找另一份工作。我们通过讨论发现他可以联系几个人，让他们知道他正在找工作。他可以给一些招聘企业投简历。他可以打电话给朋友，与朋友一起吃午餐，探讨未来的规划。他可以做些什么来修正自我批评赖以生存的消极和孤立。

再举一个例子，萨莉（Sally）最近刚刚和伴侣分手。她在思考哪里出了问题时，她想到了两件事：第一，这个男人并不真正适合她；第二，她抱怨得太多了。相比给自己贴上"失败者"的标签，我建议她从自己犯的错误中吸取教训，并且问自己，在未来她怎么才能选择一个好伴侣。萨莉意识到，和她分手的那个男人有承诺障碍，他很容易生气，而且很难应对萨莉的情绪。这是她在下一次选择伴侣时可以参考的信息。

萨莉也认识到，持续抱怨可能会成为一个问题。相比严厉地评判自己，她可以探索一些其他的应对方式。我们探讨了理性的做法（"说一些让你感觉更好的事情，然后当另一方这么做的时候，给予他奖励"），双方共同解决问题（"讲述一个问题，把它当成你们俩都可以解决的一个问题，然后共同找出可能的解决办法"），以及知道何时该放弃（"有时候，接受失败比坚持找到解决方法更好"）。

这就是自我修正比自我批评效果更好的原因。当你学习如何打网球时，你的教练会纠正你的挥拍动作，向你展示如何正确地击球。但是，如果你的教练用球拍打你的头，然后叫你"笨蛋"，结果会怎么样？你能学会打网球吗？

与其批评自己，不如问一问自己如下这些问题。

- 有没有更好的做这件事的方式？
- 我可以学到什么？
- 谁在这方面做得更好，我要如何向他学习？

运用双重标准技巧

试着聆听自己的心声，想象自己严厉地批评别人的状况。你会像对待自己那样严厉地对待别人吗？

在运用双重标准技巧时，你需要用给自己设定的苛刻标准对待别人，或是像对待别人一样宽容地对待自己。这是我最喜欢的技巧之一，因为它实际上是让你公平地对待自己的一种方法。我喜欢和我的患者进行角色扮演，那样他们就可以听到自己的心声。

"汤姆，我想要你假装我是你的朋友，我最近丢了工作。我想要你像批评你自己那样批评我，说我是一个输家、失败者，对我说所有你对自己说过的可怕的话。我想让你听一听这会是什么样。我会扮演你需要批评的人。所以，请尽情批评我。让我们开始吧。"

> 一开始我对你说："汤姆，我刚丢了工作。"
>
> 汤姆有些怀疑地说："好吧，你一定做错了什么才会丢了工作。"
>
> 我："例如什么事？"
>
> 汤姆："你不像其他同事一样聪明。老板不喜欢你。"

我："听起来，你对我相当苛刻。"

汤姆："是的。你做不好任何事情。你是个失败者。"

我："你这么说让我感觉真的很糟糕。我还期望你能给我提供支持呢。"

汤姆："我要怎么支持你？你做不好任何事情。"

角色扮演结束后，我问汤姆："只因为某个人失去了工作，就告诉对方他是个失败者时，你有什么感觉？"

"我难以想象对别人说出这样的话，"汤姆回答，"这太残酷了。"

"但是，那不就是你每天对自己说的话吗？"我问他。

对待别人比对待自己更加宽容的理由是什么？你可能认为，严厉地对待自己会激励自己，但是，这么做很有可能让你感到无力和抑郁。你可能认为，自己比别人"更优秀"，就像一个人说的那样："我不把自己和普通人作比较，我只和最优秀的人作比较。"但是，这就是问题所在，因为现在你认为，只有赢了金牌，你才能对自己宽容一些。为什么你一定得是最优秀的呢？我们对自己的许多要求都源自这种完美主义。对自己比对别人要求更多的结果是什么？这是否让你很痛苦？

如果你决定像对待别人一样宽容地对待自己，会如何？"我认识许多被解雇的人，"汤姆说，"这对他们来说很残忍，而且他们需要从朋友那获得支持。我绝对不会就这件事批评他们。"所以，如果此刻汤姆决定成为自己最好的朋友，会如何？他会对自己说什么？他意识到，他将对自己和自己的人生感觉好一些。

评估你的评价

据我们所知，人类是唯一一种会退后一步，评估自己的动物，我们会尝试想明白如何达到自己的预期目标。驼鹿不会站在那里，将自己和其他驼鹿作比较。但是，我们常常会通过将自己和别人作比较来评估自己，而且如果我们容易患上抑郁症，我们会将自己和比我们表现好的人作比较。我们会用完美的标准来评估自己。

但是，为什么我们要评估自己呢？

让我们想象一下，我完全处于当下，假设我正在观察一只蝴蝶。我在欣赏它那多彩翅膀的美，而且我喜欢看着它在百合花上飞舞。我正在当下欣赏蝴蝶的一切。我把全部注意力集中在这只蝴蝶上。在当下，我没有评估自己，也没有将这只蝴蝶和其他蝴蝶作比较。我正在观察、放手、欣赏，只处于当下，我感觉很棒。

想象我坐在椅子上，我决定尝试一下正念呼吸。在练习过程中，我只是观察我的呼吸——吸气、呼气。我感觉空气进入了我的胸腔，然后被吐了出去。但是，我很快留意到我在评估自己做得怎么样："我呼吸得太快了吗？我做得对吗？"现在，我甚至在评估我的呼吸。这种自我评估真是永无休止。

所以，我可以再次尝试呼吸练习，然后留意可能干扰简单的呼吸和观察的任何想法。当我留意到评估的想法出现时，我可以观察这种想法，然后决定让它就这样消失。我可以想象这个想法随着一股气流飘走了。它可能会回来，然后再次消失。当另一个想法出现时，它乘着空气进来，然后又乘着空气离开。我不需要回答这些想法，只是看着它们进来，然后离开。当我的评估想法在我的脑海里游荡时，我感觉更放松了。它们最终会烟消云散。

汤姆以前常常评估自己。他一醒来，脑海里就会出现评估自己的想法，如"今天我可能也会把事情搞砸"。即使我建议他理解自己，然后观察自己的评估想法，这也成了评估自己的一个机会——"我不确定自己能不能做对，我很混乱，我可能一直在评估自己"。

试着找出评估自己的时刻。不要担心你找得是否准确，只需要关注自我评估出现的频率有多高。

现在，让我们看看你可以如何处理自己的评估想法。

观察和接受

如果你走到外面，看着天空，你可能会观察到一些云朵轻柔、缓慢地在远处漂浮着。然后，请后退一步，观察它们，留意它们的形状和运动轨迹，留意它们是如何随着风以不同的速度飘浮的。一些云彩颜色较深，一些云彩颜色较浅，一些云彩体积较大。想象自己正在试着给这些云彩上色，所以此刻你正在尝试观察颜色深浅不一的云彩。

现在，想象自己成了云彩的一部分，比空气还轻。此刻，你已经成为一朵云，并且正在和其他的云一起飘浮在空中。你从地球上空看到自己——一朵云。你和其他云朵一起轻柔、缓慢地飘浮着，穿过地球的大气层，你想象自己变成了从早到晚飘来飘去的云朵的一部分。

你可以安静地闭上眼睛几分钟，想象飘浮的云朵、地球，以及这种思绪的出现和消失。

你刚刚练习了正念觉知，只关注和云朵在一起时的感觉，处于当下。你不需要评估自己或云朵。你不需要控制任何事情。你只是观察此刻它们的情形，而且你接受它们当下的样子。

你每天都可以做这项练习，只要你留意到你在评估自己，就可以这么做。让我们假设，你走在街上，然后你开始想："我感觉自己没有魅力。"你留意到你的注意力正在转向你的外表，以及人们可能如何看待你，你又在评估自己了。

现在，你可以把注意力转向观察和接纳这些评估。

你需要观察和接纳什么呢？

一开始，你可以观察到自己有一个消极的想法。此刻，想法就在那里。不要试着摆脱这个想法，或对它感到生气，你可以说："又见到你了。"你可以欢迎这个想法，你可以邀请这个想法和你一起散步。

让我们想象你的消极想法与你同行的情况。

你走在路上，消极想法正在喋喋不休地批评你，你可以决定接受它们存在的事实。你甚至可以让它们和你一起观察。你可以说："让我们看看，在我们面前的人行道上有些什么。"你留意到，你走在人行道上，有一位母亲推着一辆婴儿车。婴儿穿着一件淡蓝色的衣服。当你看着车上的婴儿的时候，他的母亲朝你微笑。你观察到她似乎很快乐。

你的消极想法可能依然和你在一起，但是当下你正走在人行道上，观察和接受着面前的一切。

可能你感觉自己的状态不佳，可能你认为自己在工作中没有发挥出最好的水平；可能你确定你的生活可以更好。不要因为事情不如你所愿就批评自己，你需要接受现实。有时事情并不会朝着我们期望的方向发展，但是情况也许会朝积极的方向发展。但是，你发现现在你有了一个选择：我可以批评自己，也可以观察并接受现实。

如果你接受自己的现状，你最终可能会有所好转。但是，如果你一味地批评自己、讨厌自己，你就会阻碍自己前进。不要用任何标准来衡量自己，而是对自己说："我就是我。"

一本新的规则之书

许多人对自己应该是什么样的以及应该如何思考设定了一些规则。这些规则之书可能让我们担心、后悔、自我批评、焦虑和抑郁。你的规则之书可能包括第 2 章的功能失调性态度问卷中的一些适应不良的态度。看看表 4-1 中的适应不良规则之书是否和你的那本一样。

汤姆的脑海中曾有很多这样的规则，这些规则导致他不断地自我批评。他时刻遵循这些规则，这导致他深陷在抑郁的状态中无法自拔。但是，如果你用自我肯定的规则（让你对自己感觉更好的规则）代替自我批评的规则，会如何？如果你的新规则允许你做一个真实的人，从经验中学习，从错误和挫折中成长，宽容地对待自己，并且过一种成功的不完美的生活，会如何？如果你的规则之书不是基于惩罚自己，而是基于爱自己，会如何？这些新的规则会是什么样的？让我们来看一看如下几个规则。

- 如果我犯了一个错，我意识到这是因为我是一个普通人。
- 我可以从错误中吸取教训。
- 我应该像对待别人一样对待自己。
- 我应该认可自己所做的任何积极的事情。

如果你遵守这些新规则，你认为自己会发生什么样的变化？花一点时间想一想自己正在运用什么规则，以及它们正在对你产生什么样的影响。

表 4-1　适应不良规则之书

- 我尝试去做的任何事情都应该成功。
- 如果无法取得成功，我就是个失败者。
- 如果我失败了，那么我就是没有价值的（我是不讨人喜欢的，我不值得活下去）。
- 失败是不能容忍和不可接受的。
- 我应该得到每个人的认可。
- 如果我不被认可，我就是不讨人喜欢的（丑陋、毫无价值、绝望、孤独）。
- 在我尝试做任何事情之前，我应该有十足的把握。
- 如果我没有把握，结果就会很糟糕。
- 无论何时我都不应该焦虑（抑郁、自私、困惑、不确定、因伴侣而感到不高兴）。
- 我应该时刻防范任何引起焦虑的事物。
- 如果我放松，一些糟糕的事情就会发生。
- 如果我犯了个错，我就应该批评自己。
- 我应该时刻用最高的标准要求自己。
- 除非我把事情处理得非常完美，否则我就不应该表扬自己。
- 我应该反复思索自己犯下的错误，那样我就可以避免重复犯错。
- 如果人们发现我非常焦虑，他们就会小瞧我（拒绝我、羞辱我）。
- 我的性生活（感觉、行为、亲密关系等）应该始终是愉悦的和惬意的。

你的思维是如何被扭曲的

在认知疗法中，我们会让患者把他们的消极想法写下来，以判断他们对自己和生活的看法是否存在一种固定模式。我们把这些扭曲的想法称为"消极自动想法"，因为它们和感到抑郁或焦虑有关，而且它们会不受控制地出现在你的头脑里。我们可以把这些想法分成几类，我们在第 2 章中提到过。那些和自我批评最直接相关的是忽视积极的事（认为好事情没有价值的倾向）、灰色眼镜（关注消极的方面，看不到积极的方面）、非黑即白思维（你要不就是 0，要不就是 100%，没有处于中间的可能）、贴标签（根据有限的信息给自己贴标签），以及以偏概全（你抓住一件偶然发生的事情，然后把它与你的生活的方方面面都关联起来）。

当然，你的消极想法有时候可能是真实的。例如，你可能认为："她不喜欢我"，实际上她可能确实不喜欢你。但是，如果你一直在扭曲对生活的看法，那么现在你可以采取一些步骤来改变你的思维。

你对自己的核心信念是什么

每个人都对自己持有一种核心或重要的信念。当你抑郁的时候，你的核心信念会过分消极。这种信念可能是你没有魅力、乏味、无能、无助、不讨人喜欢，或者你拥有其他一些不受欢迎的特质。你的核心信念就像一个阴影滤镜，你透过这个滤镜看这个世界，而且你的核心信念会导致你产生某些扭曲的思维，这些思维会支持你的消极态度。

除了你的核心信念和消极的扭曲思维外，你也拥有一套苛刻的、消极的规则，我们在前文中（适应不良规则之书）探讨过这一点。你的消极核心信念、扭曲的思维以及适应不良的规则之书一起支持和强化你对自己的消极态度。例如，如果你的信念是自己没有能力，你可能会发现自己在想，你搞砸了一切，你做的任何积极的事情都不重要。如果你遵循完美和自我惩罚的规则行事，你就更有可能这样想。

　　看看图4-1，注意你的核心信念、消极扭曲的想法，以及适应不良的规则三者之间的关系。你立刻就能清晰地看出你的抑郁症是如何被你的信念系统强化的，你的抑郁症又是如何强化这些信念的，实际上这是一个恶性循环。同样，我们可以通过改变你的任何层面的信念来打破这个循环，但是，最重要的层面就是你的核心信念。接下来，我将阐述原因。让我们想象一下，你真的相信自己是有能力和令人满意的。这条核心信念会引导你采用更积极、更现实的思维方式。所以，当你犯了一个错的时候，不要反复思考"我做不好任何事情"，而"我是有能力的"这一核心信念能让你更积极地看待自己，这会给你带来更积极、更现实的想法，进而消除消极、扭曲的想法。结果就是，通过想着："尽管我没做好那件事，但还有很多其他的事情我都完成得很好。"你会积聚更多积极的能量。然后，你会想："毕竟，我是有能力的。"或者，你会想："分手全是我的错。"但是，你想起了积极的自我形象，然后意识到你有很多优点。你是讨人喜欢的，你有朋友，而且一个巴掌拍不响，分手是两个人的事情，并且从长远来看，你可能会过得更好。

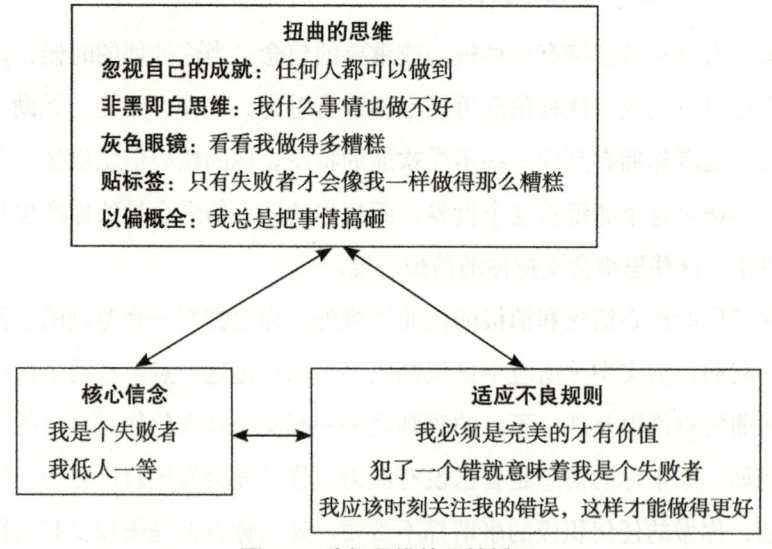

图4-1　消极思维的恶性循环

现在，你可能会说："但是，那就是问题所在。我对自己的核心信念是，我是个失败者。我要怎么改变它？"改变它的一种方法就是，做一个心理实验。假设你是有价值、有能力的。然后想象拥有这条核心信念的人会如何行动。这样一来，你就尝试了用一种不同的"头脑"进行思考。做一个积极对待自己的实验。你可能会惊讶地发现自己可以在这个过程中改变消极扭曲的想法、信念和规则。

从一个连续的角度看待自己

当我们贬低自己时，我们通常在用非常高的标准来评判自己。我们认为，除非我们是完美的，否则我们就是失败者。我记得，9 岁的时候，我的老师因为我没有在一场考试中取得 100 分而对我非常生气。她对我说："你可以做得更好！"尽管我感到害怕，但我还是说："我已经尽我最大的努力了。"然后，她扇了我一巴掌。我现在还记得自己当时有多么震惊，一个小孩因为不完美被扇了一巴掌。

想象一下，如果你那样对待自己，如果每次你做得不完美，你就扇自己一个耳光，想象一下你会有多难受。如果完美是你的规则之书中的要求之一，你就是在用同样的方式惩罚自己。

我很幸运。我没有批评自己，因为我的母亲足够强大，她去学校反映了这件事，那名教师被开除了。我没有机会把痛苦的经历转变成一条自我批评的或消极的核心信念，因为母亲的行动向我表明，过分的是那名教师，而不是我。或许你也可以"开除"你头脑中一直要求你做到完美的那个"批评家。"

你不需要是完美的，也可以成为一个足够好的人。一个有帮助的方法是，想象自己处于 0 到 100 分之间。现在，没有人是 100 分。你处于 0 到 100 之间的某个点。如果你给自己的成就、财富、外貌、性格、价值观、善良或接纳他人的程度打分，而且你认为普通人是 50 分，那么你分别会得多少分？

让我们以汤姆为例。这些是他把自己和普通人作比较之后的得分：成就（85）、财富（75）、外貌（80）、性格（80）、价值观（90）、善良（90）、接纳他人（95）。在我们解析他对自己的消极看法之前，汤姆一直在想："我完全是个失败者。"这种想法让他的得分接近于0，但是，当我们把他对自己的评价分解成他拥有的一些品质时，他就属于前20%的人群中的一员。

不要个人化地解读自己遇到的事情

我们都倾向于认为自己是宇宙的中心。所以，当你批评自己的时候，你在想："我做了这件事，所以是我的错。"就好像结果完全取决于你做了某件事，或者没做成某件事一样。汤姆就是一个很好的例子，他认为丢了工作完全是因为自己，就好像银行裁员是因为自己不够好一样。实际上，这根本不取决于汤姆，银行裁员是许多其他因素导致的，而这些因素都和他无关。

分手这件事也一样。你可能责怪自己："如果我更令人满意，我们就可能还会在一起。"但是，那可能不是你们分手的真正原因。事实上，一段关系的破裂可能有许多原因。可能是你的伴侣和你的价值观不同，或是他的童年令他拥有某些偏好，或是时机不对，或是他实际上帮了你一个忙，也可能是因为你们两个人不合适，现在知道这一点比以后才知道更好，难道不是吗？

人性化地对待你的错误

伟大的英国诗人亚历山大·蒲柏（Alexander Pope）曾经说过："犯错是人之常情，宽恕乃神圣之行。"

想象一下，如果你像上述那样对待自己，会怎么样？

我们都会犯错，而且以后我们会继续犯错。我们是普通人，我们还在不断学习。但是，当你因为犯错批评自己时，你就表现得好像自己应该比其他人更伟大、更优秀一样。你的意思是，你和剩下的数以亿计的人永远都不应该犯错。

你认为自己是谁呢？

如果我们都会犯错，那么你就应该加入我们，也犯一点错。

运用学习曲线

有时候，我们会失败。有时候，我们会做出错误的决定，做一些真的很愚蠢的事情，或是说一些让别人感觉不恰当的话。我知道我曾经做过这样的事，而且我猜你也犯过类似的错误。但是，你是如何处理这些信息的？我们似乎认为犯错完全是浪费时间。但是，我们每犯一次错误，就吸取了一些教训。我们知道了什么是行不通的。

亨利·波卓斯基（Henry Petroski）是杜克大学的一位工程学教授。他的作品《失败造就成功：设计的悖论》（*Success through Failure: The Paradox of Design*）讲述了"积极的失败分析"（这项设计怎么会失败？）的吸引人的历史，对其进行了探讨，并且讲述了设计中的失败是如何为创新铺路的。2000 年，《犯错是人之常情：构建一套更安全的健康系统》（*To Err Is Human: Building a Safer Health System*）一书得以出版，作者在这本书中对医疗护理领域的失败进行了综合分析。这份诚实、详尽的评估将有效帮助全美国的医院护理人员降低犯错和感染的概率。

我会给你举一个来自我亲身经历的例子。许多年前，当我刚开始做认知治疗时，我留意到我的一些患者给出的反馈不太好，一些人甚至很生气。我感到很沮丧，然后想，他们有什么问题？或者我有什么问题？当然，责怪他们或责怪我自己只会让情况变得更糟。然后，我突然意识到，也许我被我的技巧束缚了，也许我可以向我的患者学习。所以，我对患者抗拒改变到底有什么意义产生了兴趣。我开始做记录、撰写论文、做讲座。最后，我写了一本关于这个主题的书——《克服认知疗法中的抗拒》（*Overcoming Resistance in Cognitive Therapy*）。我想把这本书献给我的患者。他们使我明白，从失败中学习是有价值的。

让我们想象一下，你把错误看成有用的信息和机会。错误是信息，因为它们告诉你某些事是行不通的，记住这一点很重要。例如，如果某个人想要的东西和你的不同，那么和他在一起就是一个错误。从中学习到这一点是一件很棒的事。或者你不为考试做准备，然后取得了很差的成绩，好吧，那也是一个错误。我们需要吸取教训，下一次努力学习。真正的问题不是你是否犯了错，而是你是否从错误中吸取了教训。

错误也就是机会。它告诉你何时应该放弃一件可能会失败的事情。例如，不要酗酒，放弃和一个不支持你的人在一起，以及不要用自己的头撞墙。错误能为你创造机会，因为它帮助你关上了一扇门——错误的门，然后打开了通往新目标和新行为的大门。

表 4-2 介绍了一些常见的自我批评的扭曲思维，还有一些更符合现实思维的例子，能帮助你更恰当地对待内心的"批评家"。

表 4-2　纠正批评家

扭曲的思维	更现实的思维
忽视你的成就：任何人都可以做那件事	真的吗？但是，不是每个人都会取得与你相同的成就。如果你在意消极的事，你也应该重视你取得的成就，那才公平。难道你不认可别人所取得的成就吗
非黑即白思维：我什么事情也做不对	任何事情吗？当然，你做对过很多事。你不需做到完美，也可以认可自己所取得的成就
灰色眼镜：看看我做得有多糟糕	可能你没做好这件事，但是，你很擅长做其他事情，而且你确实从中吸取了一些教训
贴标签：只有失败者才会像我做得这么糟糕	我们都会犯错，这意味着，在你看来，我们都是失败者。聪明、成功、有价值的人犯过很多错误。你问问周围你崇拜的那些成功人士是否会犯错。我打赌你会发现，他们也犯过错。不同之处是，他们会从错误中学习，而你在忙着批评自己
以偏概全：我总是把事情搞砸	你再一次陷入了极端思维。你可能犯了错，也可能没犯错，但是，这并不意味着你总是会把事情搞砸。难道你没取得过任何成就吗？你最好的朋友会对你说些什么

结 论

许多抑郁症患者会陷入自我批评的恶性循环。实际上，他们中的一些人首先会批评自己陷入了抑郁，然后因为批评了自己而感到更抑郁。

在本章，我们探讨了一些技巧，今天你就可以开始用这些技巧改变你的自我批评思维。你的自我批评思维主要建立在对自己的扭曲的消极思维的基础之上。我不是说你应该告诉自己，你所做的一切都很棒。你知道那是无稽之谈。但是，你有可能正在关注一些消极的方面（如果有的话），并且放大它们，直到它们挡住你的所有视线为止。

你可以开始正视自己的优点和缺点，认可自己所做的事情，并且像评价一位朋友那样评价自己。可能你对待一个陌生人比对待自己要好得多。请试着改变一下，站在你自己的立场上，看看自己是否感觉好一些。试着富有同情心地看待自己所犯的错误。

挑战你的自我批评

- 辨认出你的消极思维。例如，你的自我批评是否和反刍或犹豫不决有关？
- 定义你的用词。如果你告诉自己你是一个失败者，那么对你来说"失败者"指的是什么？
- 检查证据。你的自我批评是建立在事实的基础上的吗？
- 问问你自己，批评自己的益处是什么。你希望从自我批评中获得什么？
- 设定你可以实现的目标。不要打算今天就写完一本书，而是计划每天写一个小时。
- 当你实现一个目标时，要奖励自己。
- 不要批评自己，改正自己的错误。
- 运用双重标准技巧。你会像对待自己那样苛刻地对待别人吗？

（续）

- 识别评估自己的时刻。你真的需要这么做吗？
- 用观察和接受代替评估。
- 许多人对自己应该如何思考以及如何表现有一些规则。你有一本自我批评的规则之书吗？
- 你的思维被如何扭曲了？你在贴标签或以偏概全吗？如何反驳那些自动的想法？
- 你对自己的核心信念是什么？想象自己拥有不同的核心信念，你的思维会因此发生怎样的变化？
- 从一个连续的角度看待自己。你不需要是完美的，就可以成为一个足够好的人。
- 不要个人化地解读你遇到的事情。大部分事情不完全取决于你。
- 宽容地对待你犯下的错误。每个人都会犯错，包括你。
- 运用学习曲线。把错误看成有用的信息和机会。

第 5 章

"我忍受不了犯错"：
如何才能感觉自己"已经足够好了"

艾伦（Allen）在工作中很难顺利完成任务。他总在担心自己会犯错，然后就会很后悔。他说："我要么花大量的时间做一件事情，想把它做对，要么完全逃避做这件事情。对我来说，没有折中选项。"艾伦在一家营销公司工作，他常常需要撰写报告。艾伦非常害怕犯错，他在写完一份报告之前要把每个方面都调查清楚，向所有他可以找到的人寻求建议和得到认可。虽然每天的工作时间是八个小时，但他会在办公室里待到很晚，然后把工作任务带回家，夜里和周末也一直在工作。当他不全神贯注于把事情做对时，他会担心自己在报告时犯错误，继而更担心以后这个错误会给他带来麻烦。

艾伦整天提心吊胆。他一直给自己施加压力，要求自己不要说错话、撰写的报告不要出现问题，而且总是能"控制全局"。讽刺的是，这种要把一切做对的愿望让他的同事觉得他缺乏安全感。他会对他的同事莉萨说："我不确定自己有没有在这份报告里写明一切。你觉得我应不应该把这些图表再检查一遍？如果老板不喜欢它，怎么办？你觉得她今天心情很差吗？"莉萨会转过脸去，想着为什么艾伦极度缺乏安全感。她可能一直在想，或许他是对的，或许他做得还不够好。

艾伦错误地认为，表现得像一个完美主义者是他的优点，这表明他专业认真，而不是缺乏安全感的标志。但是，他一直想获得每个人的认可，这让他的同事对他有些反感。"我要告诉你多少次你的方案会通过才行呢？不要再问我这些问题了，这会把我逼疯的，"最终莉萨说道，"我也有自己的工作需要完成。"

完美主义和抑郁症

当你抑郁的时候，你会把错误归咎于自己。你认为，如果你犯了一个错，那就完全是你的错，不该责怪别人。你认为，你应该预知未来，而且你认为，一个错误不仅是你在前进道路上的麻烦或波折，而且是一场灾难。当你犯错时，你会给自己贴上最严厉的标签："我是个白痴。我很蠢。我做不好任何事情。"

你对犯错的担心，以及自我批评、反刍和之后的悔恨，让你很痛苦。担心会让你变得犹豫不决、与世隔绝，让你不敢冒险，你又怎么可能会去尝试新东西呢？由于担心自己可能会犯错，你被困在了恐惧当中。

但是，事实并非如此。在本章，我们将看到，错误有其价值。犯错是"游戏"的一部分，它也是生活的一部分。我们的目标不是消除错误，而是学习承认错误，接受错误，甚至利用错误来成长。如果你在犯错后继续前进，那么你就能自己做决定并且从经验中不断学习和进步。优秀的决策者懂得，错误是"游戏"的一个组成部分，而且他们能很快接受错误，减少损失，然后继续做下一个决定。他们说："要玩这个游戏，你就得付出代价。"

当我们犯错的时候，我们可能只关注这个错误导致的结果，而忽略生活中其他积极的方面。这是我们在第 4 章中提到的灰色眼镜的扭曲想法。你如此关注一个错误，以至于没有意识到还有许多事情正在顺利进行。你只看到了那个错误。它之所以突出，是因为你看不到别的东西。

你还认为，如果你犯错了，你就会后悔，然后反复想这件事，并且不断地批评自己（我们在上一章中看到这种自我批评可能会带来很大的伤害）。难怪你会不惜一切代价地避免犯错。你认为，你承受不了因自己犯错而出现的后悔情绪。你没有意识到，后悔是很普遍的（所有人都会后悔），而且后悔可以是暂时的。我们不需要细想我们的后悔之处，只需要承认它们，然后继续做下一件积极的事情。但是，对你来说，后悔是永久性的，难怪你会感觉自己陷入了困境。

你是一个完美主义者吗

我们中的许多人都给自己设定了高标准，而且努力工作以确保自己有好的表现。认真尽责是有回报的。但是，如果你的高标准是不切实际的，它们就可能把你逼到一个死胡同里，让你无休止地努力实现自己的期待，或是实现你眼中别人对你的期待。表 5-1 中的自我测试可以帮助你判断你给自己设定的标准是合理的还是不切实际的。请花几分钟时间完成这个测试，然后我们来看看你的答案意味着什么。

表 5-1　多维完美主义量表

请圈出最符合你的情况的数字，1= 非常不同意，5= 非常同意					
1. 我的父母曾给我设定了很高的标准	1	2	3	4	5
2. 做事有条理对我来说非常重要	1	2	3	4	5
3. 孩童时，我曾因为做事不完美而受到惩罚	1	2	3	4	5
4. 如果我不给自己设定最高的标准，我很可能就会成为等闲之辈	1	2	3	4	5
5. 我的父母从来都不试着去理解我的错误	1	2	3	4	5
6. 我必须完全胜任我所做的每一件事，这对我来说很重要	1	2	3	4	5
7. 我是一个爱整洁的人	1	2	3	4	5
8. 我努力成为一个有条理的人	1	2	3	4	5
9. 如果我在工作或学习中失败了，这说明我就是一个失败的人	1	2	3	4	5
10. 如果我犯了错误，就应该感到不安	1	2	3	4	5
11. 我的父母曾希望我在各方面都表现得最出色	1	2	3	4	5
12. 我为自己制定的目标比周围大多数人的都要远大	1	2	3	4	5

（续表）

13. 如果有人在工作或学习中表现比我好，我就会感觉自己很失败	1	2	3	4	5
14. 如果我在某方面失败了，这代表我的人生是失败的	1	2	3	4	5
15. 在我家，只有把事情做得十分出色才说得过去	1	2	3	4	5
16. 我非常擅于集中精力实现目标	1	2	3	4	5
17. 尽管我小心翼翼地做事，但还是常常觉得自己做得不够好	1	2	3	4	5
18. 我讨厌在做事时不能做到最好	1	2	3	4	5
19. 我有极其远大的目标	1	2	3	4	5
20. 我的父母期望我表现得特别出色	1	2	3	4	5
21. 如果我犯了错，人们就可能会轻视我	1	2	3	4	5
22. 我从不觉得自己可以满足父母对我的期望	1	2	3	4	5
23. 如果我不能做得和别人一样好，这就说明我是一个低人一等的人	1	2	3	4	5
24. 别人似乎比我更能接受更低的标准。	1	2	3	4	5
25. 如果我不能始终表现出色，人们就会不尊重我	1	2	3	4	5
26. 我的父母对我的期望一直比我自己的高	1	2	3	4	5
27. 我尽力做一个整洁的人	1	2	3	4	5
28. 我经常对自己所做的一些日常小事有所怀疑	1	2	3	4	5
29. 整洁对我来说非常重要	1	2	3	4	5
30. 我期望在日常工作中比大多数人表现得更好	1	2	3	4	5
31. 我是一个做事井井有条的人	1	2	3	4	5
32. 我在工作时总是进展缓慢，因为我一直重复做一些工作	1	2	3	4	5
33. 为了把一件事做"对"，我需要花很多时间	1	2	3	4	5
34. 我犯的错越少，人们就会越喜欢我	1	2	3	4	5
35. 我从来不觉得自己能达到父母为我设定的标准	1	2	3	4	5

现在，在评估你的测试答案时，不要做一个完美主义者，看看你有多么认同某些条目。你可能担心犯错，或是关注个人的优秀标准，或是试着达到

父母对你的期望。或者，你可能总是怀疑自己所做的事，或过分关注条理性。看看你是如何设定标准的，这或许能帮助你理解自己的完美主义是如何阻碍你接纳自己的。

多维完美主义量表有几张分量表，请参考附录部分。

你是哪种完美主义者

心理学家曾经认为完美主义不好。我们都熟悉那种自我毁灭性的完美主义，完美主义者的标准完全不切实际，他们忍受不了任何错误，而且总是批评自己。但是，有些完美主义是有适应性的。例如，你可以为自己设定高标准，非常努力地工作，并且从成就中获得满足感。适应性完美主义可以帮助你坚持不懈，帮助你以自己所做的事为傲，并且帮助你实现有价值的目标。如果你拥有这种健康、积极的完美主义，你就不需要批评自己或强迫自己实现不可能达到的目标。例如，让我们看看比尔的例子。比尔在工作中非常努力，而且时常加班。他尽力做到最好，但是，他接受自己是不完美的事实。当他将一件事做得很出色时，他会鼓励一下自己。但是，当他做得不好时，他不会认为自己是没有价值和缺乏能力的。他会想，"我需要在这方面付出更多的努力"或者"这将是一个挑战"。

比尔拥有健康的高标准，而且有一点完美主义，但是，他是具有适应性的。他能够把事情完成，而且他通常对自己的工作感觉很好。当你的标准高得不切实际时，你的完美主义就变成了非适应性的，你会过分担心自己得到消极的评价，而且你无法从自己所做的事情中获得满足感。当你是非适应性完美主义者时，你会关注自己的"缺点"，在头脑中将其放大，以至于最终变得让你完全无法忍受。这种完美主义会让你焦虑、担心、抑郁，而且它甚至会引发拖延症，因为你不认为自己可以把某项工作做好。

我们在第 1 章中提到的琳达就有非适应性完美主义的问题。她不会接受任何自己（有时候是其他人）认为不完美的事情。她把自己逼得太紧，以至于睡眠不足。她接受不了"足够好"这个评价，而且她一直在担心，如果她表现得不完美，她的老板就会认为她是个懒鬼。在得到积极的反馈时，她甚至无法沉浸其中，因为她认为这是不必要的，甚至是居高临下的，此时她会想："我知道我还可以做得更好。她说这些恭维人的话是在和谁开玩笑？"你可以想象得到，琳达的完美主义给她带来了持续的压力。

参考表 5-2，看看你属于哪种完美主义。

表 5-2　非适应性完美主义与适应性完美主义

非适应性	适应性
1. 我的目标太远大了，几乎永远都无法实现	1. 我的目标很远大，但却符合实际情况
2. 我忍受不了犯错	2. 我不喜欢犯错，但我可以接受它们
3. 我只关注自己的消极方面	3. 我在努力平衡自己的消极方面和积极方面
4. 我从来不觉得自己做得足够好	4. 我可以从工作中获得满足感

通过了解自己完美主义的关注点在哪里（关注的是你认为其他人如何评价你，还是你如何评价自己），我们可以进一步调整我们对完美主义的理解。我们把这两种完美主义称为"社会完美主义"和"个人完美主义"。个人完美主义反映了你如何评价自己，你对自己的过高标准、你的怀疑、对错误的关注程度，以及强迫性地需要确保事情是有条理的。你的"社会完美主义"关注的是你眼中其他人为你设定的标准（你的父母可能会怎么想，你的朋友可能会怎么说），以及你对任何批评的担忧。你尽力做到完美，以避免其他人批评你。当然，你可能同时具有个人完美主义和社会完美主义，这种情况更糟糕，因为你将无处可逃。

完美主义还有第三个维度，即你对其他人应该如何表现所设定的标准。你会评判其他人，忍受不了他们犯错，而且常常对其他人感到失望和生气。所以，如果你的同事或伴侣不按照他们"应该"遵守的标准行事，你就会非常生气。这会引发更多的争吵和不满，而且让你更抑郁。

所以，你的完美主义可以是适应性的，也可以是非适应性的，它可以是社会的、个人的，或者面向他人的，它不总是坏的，也不总是好的。花点时间想一想你自己的完美主义。一般来说，你更担心自己的标准，还是其他人对你的看法？你的目标是切合实际的，还是不可能实现的？你是要求别人做到完美，还是愿意接受别人是普通人并且是容易犯错的这一现实？

完美主义的后果

如果你的完美主义是非适应性的，那么你可能会遇到许多问题。研究表明，完美主义和抑郁症、焦虑、饮食失调、拖延症及自杀念头相关。完美主义者拥有更低的自尊水平，承受着更多的心理压力，担心得更多，而且生活中愉快的经历更少。你的完美主义也可能影响你处理情绪的方法。在一项研究中，研究者发现，当完美主义者给自己的情绪贴标签和辨别它们时，他们会更难受。这可能是因为完美主义者害怕自己产生消极情绪，并且他们会依靠自己的完美主义来避免产生糟糕的感觉。研究表明，多虑的人（也是完美主义者）很难做到给自己的情绪贴标签和忍受消极的情绪。大多数人都会担心，想逃避消极情绪，而完美主义者会试着超越别人，以免自己产生失望的感觉。完美主义就是你总是想得到最好的，心理学家把这种心态称为"极致化"。相比之下，非完美主义者更容易感到满足。许多研究表明，追求极致的个体更容易患抑郁症和感到后悔，他们更不开心，对自己买的东西更不满意，而且他们一直把自己和拥有更多或做得更好的人作比较。

你的完美主义也可能影响你的亲密关系。例如，在亲密关系中，完美主义者更不容易对性生活感到满意。他们在治疗过程中进步的可能性更小，因为他们常常不愿意"降低他们的标准"来接受自己的缺陷。完美主义增加了你在生活的各个方面的压力，因为你永远也不会对自己做的任何事情感到满意。你认为所有的任务都是难以完成的，而且你对自己的应对能力失去信心，你的自尊水平大幅下降。

因为完美主义者让自己持续处于完成不可能的任务的压力下，所以他们会让自己变得无助，无论做什么，他们都认为自己做得不够好。结果就是，他们感到无助，他们认为一切都不会变得更好，因为他们是自己的最糟糕的敌人，而且完美主义者更有可能用非黑即白的词语批评自己或给自己贴标签，他们通常会认为自己完全是个失败者。此外，他们常常会认为，别人不会容忍任何不完美的事情，所以自己需要满足别人对自己的最高期待。这些不快乐的完美主义者的内心充满了羞耻感。毫无疑问，非适应性完美主义会让人们更容易产生自杀的想法。

克服害怕犯错的心理

我们知道，犯错是人之常情。接下来，我们看一看为什么我们都会犯错。第一，我们并不总是能获得做出"正确"决定所需的信息，所以我们得根据不完美的信息做出决定。当你和某个人谈恋爱时，你不知道他以后会变成什么样。当你买一样东西的时候，你不知道下周你是否还喜欢它。但是，你还是买下了它。之后，我们会获得更多的信息，然后我们就会知道我们是否做了一个错误的决定。我们无法预知未来。

第二，我们可能会基于我们的情感做出决定，假设我们很想在股票市场"大赚一笔"，所以，我们冒了不必要的风险。有时候，这么做是对的，有时候却相反。或者，我们因为某个人很漂亮（或很酷）就和其谈恋爱，然后我们发现，有时候我们的情感无法引导我们选出真正适合我们的人。但是，我们在生活中无法脱离情感、本能或直觉。它们让我们做出决定，并且发现生命的意义，但是它们有时候也会导致我们犯错。

第三，我们常常会在两个不理想的选择中做出决定，我们会选择其中之一。但是，另一个选择可能更糟。你买了一辆车，结果它出了一些问题，但是，你没有选择的那辆车的情况可能更糟糕。或者，你接受了一份工作，结果这份工作让你相当不愉快，但是，如果你不接受这份工作，你可能就会失业相当长的一段时间。谁知道呢？

我不了解你，但是我犯过很多错误，而且我"计划"在将来犯更多的错。这是因为，我想使我的人生充实圆满。我可能会做出一个决定，然后发现结果很糟糕。但是，至少我可以做出决定，过着正常的生活，接受我是芸芸众生中的一员的事实。

错误导致的最糟糕的结果是什么

艾伦非常担心自己在工作报告中出错，他无法忍受任何不完美的事物。"我忍受不了犯错。"他坚定地对我说道。我一直在想"我无法忍受某件事"是什么意思。毕竟，如果艾伦承认自己犯了错，如果他还在我面前对我诉说这番话，显然他是可以"忍受"这一点的。这就像是说"这里的水太凉了，我受不了了"，同时你还能在游泳池里游几个小时一样。与其说是"我无法忍受"实际上应该是"我不喜欢"。但是，"你不喜欢"犯错，那又能怎么样呢？你还是会不断犯错。

消除了他无法"忍受"错误的误解后，我们更深入地探讨了如果艾伦犯了一个错，这对他而言有什么意义。"好的，艾伦，"我说，"假如你在工作中犯了一个错误，这让你很烦恼，是因为它让你想到了什么吗？"

艾伦看着我说道："这意味着我的老板会发现这个错误，她会生气，然后她可能会解雇我。"

"好吧，那听起来真的很糟糕。除此之外，犯错对你而言还意味着什么？"

他没有停下来，继续说道："这意味着我是不负责任的，我没有履行职责。"

但是，或许他的老板就像很多老板一样，或许她不会用完美的标准来决定是否留下一位员工。或许她会抱怨你犯了错，然后继续工作。证据是：办公室里的其他员工都犯过错。但他们还在那里正常工作。老板也犯过错，她也还在那里当老板。

犯错并不意味着你是不负责任的。当然，这取决于你口中的"不负责任"指的是什么，但是我会说，一个懒惰、不爱工作、爱说谎、偷窃并且完全不在乎其他同事的人才符合不负责任的标准。我不认为你是那种不负责任的人。事实上，你正在阅读一本如何让你的人生变得更好的书，这一点就表明了你有一定的责任感。犯错说明我们在不断尝试，虽然犯错并不代表一定会取得成功，但是它也不是不诚实、懒惰或漠不关心的标志。

每个人都会犯错

所以，现在我们获得了艾伦的错误等式：错误等于被解雇、不负责任和不履行职责。让我们来看一看。2008 年，职业棒球大联盟的最佳击球员是亚特兰大勇士队的奇伯·琼斯（Chipper Jones）。琼斯的平均击中率是 0.364，这意味着，如果给他三次机会，他有两次会出局。让我们把出局看作"错误"，那么奇伯·琼斯没有履行职责吗？他是不负责任的吗？

如果你是一名运动员，在任何一场比赛中，你随时都可能有失误。只要你在参加比赛，只要你在工作、在参与活动、在和某人联系、在努力生活，就会犯错。为什么一个人偶然犯下的错误会这么可怕呢？负责任的人有时候也会犯错，不是吗？

接下来，让我们来弄清责任感和错误之间的关系。想一想你认识的三个最负责任的人。可能你的名单里有一位家长，可能有一位同事，或者可能有一位朋友。为什么你认为他们负责任？你会说："他们尽自己最大的努力做一个可靠的人。他们很诚实。他们非常努力。"好的。到目前为止，我同意你的看法。是否存在这样一种情况，一个人是可靠的、诚实的、非常努力的，但依然会犯错误？你现在可以去问一问这些人是否犯过错误。

我的大部分患者都不会真的去问他们的朋友或同事这个问题，他们知道答案显而易见。"当然，我犯过错，因为我是一个普通人。"那就是你几乎每次都会得到的答案。负责任的人会犯错误，真正聪明的人有时候会做一些真的很愚蠢的事情。如果他们是坦诚的，他们就会和你讲一些很精彩的故事。我们也会犯严重的错误，如和不适合自己的人谈恋爱、购买价值突然下跌的股票，或是接受一份不适合自己的工作，而且每个人都曾犯过一些小错误，如买了一件不能穿的外套、忘记行驶路线、说一些让自己后悔的话，或是戴了一条和衬衫不搭配的领带。我就是想要你认识到，每个人都会犯大大小小的错误，因为我们是人。

我要给你讲我在 20 年前犯的一个错误。当时我购买了微软的股票。然后，在股票价值上涨了 25% 的时候我感到满足了，我就出售了这些股票。当时是 1989 年，我持有价值一万美元的股票。今天，这些股票的价值是将近一百万美元。但是，这就是投资的本质。你需要在当下根据可以获得的信息做出决定。现在回想起来，我感觉当时自己犯了一个极其愚蠢的错误，不过这是一个我可以忍受的错误。

但是，事情就是这样，我们只能在一段时间之后才明白自己所做的决定是否正确。在 1989 年的时候，我并非无所不知、无所不能（如今也不是）。谁能知道微软的股票价格会在接下来的 20 年里增值 83 倍呢？

我希望我曾经拥有一个能预测未来的魔法水晶球。但是，我没有，而且你也没有。

犯错不等于世界末日

正如我们所知，有些人会把每个错误都看成世界末日。"我不敢相信我错过了截止日期，我的老板永远不会再信任我了。""如果我接受了这份工作，但自己不喜欢，该怎么办？后半生我会后悔的。"我们在前文中提到的埃伦拥有一套美丽的公寓，但是她就是无法下定决心去装修或布置它。好多年里，这套公寓里只有几件家具。"如果我买了一些家具，但之后又不喜欢它们了，该怎么办？我忍受不了这一点。"她说道。

"为什么你会忍受不了呢？"我疑惑地问道。

"因为这会让我感觉很糟糕。"她回答，她可能在想为什么我难以理解这么显而易见的道理。

听起来埃伦正在面对一场灾难。但是，当你害怕忍受一个错误时，你也会这样想。你会过分夸大它，认为它糟糕、可怕、难以承受，你忍受不了这个错误。

这听起来非常夸张。但是，这是真的吗？

我和埃伦一起回顾了她在过去做出的一些决定，包括一些错误的决定。例如，她的工作，她在大学里参加的一些课程，她结交的一些朋友，甚至是购买的这套公寓。对于她来说，这些选择都是不完全正确的，她完全可以做出更好的决定。如果她可以在大学里参加一些更实用的课程，或是选择买下看过的另一套公寓，情况就会不一样。但是，这些错误的决定并未导致完全消极的结果。这套公寓有一些优点，如周围的环境很好并且照明设施也许可以变得更好。她的工作也一样，情况原本可以更好。她的薪水不算很高，但是，她能在工作中发挥创造性，而且有可能得到晋升。她的生活依然在继续。没有什么是不可或缺的，没有什么是真正糟糕的，这些错误不像她所认为的那么可怕。当我问她，她是怎么忍受这些错误的时候，她坦白说："我在调整自己的心态后慢慢就习惯了。"我在想，她是否也可以这样看待她的公寓。

当埃伦意识到错误并不是世界末日时，她开始为这套公寓购买一些东西。她产生过抗拒心理，认为一切本来可以更好，因此变得有点烦闷，但随后就慢慢习惯了。事实证明，等了这么多年才把她的公寓装修好才是唯一真正的错误。"我错过了把一切安排得更好的机会。但是，我猜，我可以忍受这一点。"

你学着忍受过什么错误？

你不需要对犯过的错感到后悔

你之所以难以做决定和如此严厉地批评自己，是因为你认为自己需要对犯过的错感到后悔。"我知道，如果我选错了，我会后悔的。"埃伦说道。但是，为什么你会后悔？想一想。也许你可以简单地说一句："我想那是个错误"然后继续前进。"如果我知道自己犯了一个错，我怎么能就这样继续生活下去呢？"埃伦强调道。为什么不能？为什么她不能说："我确实犯了个错，我想我很后悔，但是这已经足够了，我要继续前进了。我想关注目前对我来说有意义的事情。"

让我们想象一下你正在开车，你转错了弯。你的车陷进了泥沟里，你的车轮开始打转。你下车，看着这片泥沟，然后坐下来说："我真后悔转错了弯。"一组专家过来了，他们说："你真的不应该在这里转弯。你在想什么？你怎么会犯这么愚蠢的错误？"

"我犯了愚蠢的错误，我被提醒过，我的车轮在不停地打转，而且，该死的，我身上都是泥。"此时的你一定头脑很乱。

但是，关键是你现在有哪些选择？

你有两个选择。你可以坐在路边，花很多时间（假设 6 个月），来对这件事感到后悔，或者，你可以找一辆拖车把车从泥沟里拉出来。但是，为了让生活变得有趣，你不能同时做这两件事。你要么就继续后悔，要么就把车从泥沟里拉出来，把你那漂亮的新外套上的泥土掸掉，然后继续前行，努力让你的生活变得更美好。

所以，你决定了，后悔几分钟已经使你吸取了教训。你知道自己犯了个错，但是现在，你要继续前进，把错误丢在泥沟里。

这一切都取决于你自己。

让 "足够好" 成为真的足够好

我希望我已经说服你，并使你相信犯错是每个人生活中的一部分，而且给自己设定不可能达到的标准对你的健康有害。现在，你可以考虑完美主义之外的另一个选择。我把这个选择称为"成功的不完美"。当你第一次听到这个词的时候，你的直觉可能会告诉你，这是自相矛盾的，你怎么可能既是成功的，又是不完美的呢？这就是重点。接下来，我谈一谈我是如何考虑这一问题的。

我认识很多学术、商业、金融、运动、戏剧领域的成功人士，我还认识一些拥有美满婚姻的人。他们都是不完美的，也都犯过错，但他们在失败的时候都能够坚持下去。他们都有很高的标准，但是这些标准是可以实现的。他们知道自己是不完美的，但是他们不赞同"你要么是个英雄，要么是个废物"的观点。

"成功的不完美"意味着，你已经放弃了100%的标准，而且你愿意设定更低的标准，可能是90%或80%，可能你愿意满足于仅仅比上一次做得更好，可能你甚至愿意满足于尝试付出努力。

让我们以查伦（Charlene）为例，她正在写学期论文。她一直在想："我可以做得更好，但是，我的时间不够。"她担心自己写不完论文。她觉得这篇论文不会得到A+，而且她很难忍受不完美。我们一起探讨了以写出一篇非常好但不完美的论文为目标有哪些益处。"嗯，如果我以做到非常好为目标，我猜，我真的有可能实现它。"她说道。

我说："那么，你可以接受自己把某件事做得非常好，但不完美吗？"

她接着说："是啊，那很难。因为我一定可以做得更好。"

你做任何事情都可以做得更好。你可以写一篇更好的论文，更出色地完成工作，变得更漂亮，更具有竞争力，做到最好，然后超越最好。如果你不断地要求自己做得更好，直到你只能满足于做到最好为止，你可能就会把自己逼疯。或者，你可以把成功的不完美当成自己每天的目标。

例如，今天我在以本书中提到的"成功的不完美"的标准写作本书。我会外出进行越野滑雪，我绝对可以向你保证，我的表现不会是完美的，但会是成功的，因为我知道我会享受这段时光。我可以做晚餐，尽管我的厨艺相当不错，但是，当我把自己做的餐点和专业厨师的餐点做比较时，还是会逊色很多。但是，如果我做的晚餐的味道还不错我就会感到满足。事实上，想一想，我能取得成功都是因为我愿意接纳不完美的事物。

成功的不完美的关键是拥有合理的高标准，推动自己取得进步，认可自己的努力和进步，并且坚持下去。成功的不完美比绝对完美主义的效果更好。它是更好的，它几乎是"最好的"。

现在，问问你自己：今天我可以做哪些不完美但是能让我进步的事情？

标准不是取决于个人吗

我的许多学术界的朋友都在试着达到最高的标准。他们认为存在绝对优秀的标准。但是，真是这样吗？

几年前，耶鲁大学的一位教授把一篇论文寄送到某期刊的编辑部。不久后，他收到了主编的评论，主编认为这是一篇平庸的论文。后来，这位教授一个字也没有修改，就把这篇论文寄送到另一个期刊的编辑部，那里的主编的回应是："这将成为这个领域里的一篇经典论文。"因此，这个领域里受教育程度很高的专家的意见也未必相同。那么，他们使用的衡量标准是什么呢？

或者，让我们以美貌的标准为例。我留意到，人们的标准各不相同，有些人认为某个人有魅力，有些人却不这样认为。有些人喜欢某种外貌，有些人则不喜欢，而且，令人惊讶的是，我们发现，被大部分人认为有魅力的女性或男性（无论长相如何）似乎都会关注他们最微小的"不完美"。魅力的标准在旁观者的眼里或头脑中。

我的意思不是指我们可以忽视事实来制定标准，如试试挑战万有引力定律。但是，我们使用的许多标准是相当个人化的。其中有许多是社会规范："那条领带看起来很可笑！"或是"我想，那是有史以来最棒的一部电影。"你带着从外地赶来看望你的朋友来到一家很棒的异域风味餐厅，这是你很喜欢的一家餐厅，但是他们吃了以后都想吐。

在你的完美主义思维中，你的外表、工作、生活方式、性生活、厨艺都有绝对的标准。但是，我们的许多标准完全是取决于个人的。我的欧洲朋友和美国朋友拿叉子的方式就有所不同。有些人喜欢晦涩、刻板的散文，有些人喜欢更轻松随意的写作风格。有些人喜欢时髦的服饰，有些人更喜欢职业装。有些人喜欢我做的餐点，有些人不喜欢。

但是，如果标准是取决于个人的，那么我们怎么可能达到完美呢？我们真正的目标不是过得更快乐吗？完美主义要如何与那个目标融为一体？我不认为完美主义可以。

不要以完美为傲

许多完美主义者似乎以自己的高标准和不愿意对自己认为对的事情妥协为傲。艾伦也拥有这种隐藏于完美主义的骄傲。"其他人懂的不如我多，所以他们可能看不到自己做的事情有问题。"艾伦向我吐露，他对自己懂得"更多"感到有一点骄傲。当我让他比较自己和普通人犯错的情况时，他拒绝了，他说："我不是普通人，所以我会用更高的标准要求自己。"这是艾伦的一个主要障碍，他害怕自己"平凡"，因此他无法接受自己是一个普通人的事实。

在某种程度上，每个人都是特别的。毕竟，通常来说，我们最关注自己的幸福和感受。我可以很自信地说，你思考有关自己的事物——你的想法、感觉、胃口、不适和挫折等的时间比思考其他任何人的事情的时间都要长。所以，你对你自己而言是特别的，而且，你对别人而言也是特别的。

但是，如果从某种程度上说每个人都是特别的，那么，从另一方面来说，每个人也都是平凡的。我们都有那些普遍的感觉和需求。我们需要爱、接纳、成长、舒适、安全、成就感以及认可。我们都失败过，我们都犯过让自己后悔的错，我们都是普通人。我们的平凡特质让我们与他人密不可分。

以追求完美为傲会让你难以接受自己的不可避免的缺陷，难以从中吸取教训。如果你害怕犯错，你就会限制自己的成长。你不会从错误中吸取教训，因为你会由于犯错而讨厌自己。更好的做法是，把错误当成一个台阶，帮助你取得更好的表现。我建议艾伦尝试应对错误的"两步法"：第一步是承认自己是人；第二步是以取得进步为目标。

当艾伦能接受包括他自己在内的所有人都是普通人时，他就能把错误当成通往进步的一个阶梯，能够学习如何把事情做得更好。这是生活的舞蹈——退一步，再进一步。

提出你的"权利法案"

如果你在曾经的生活中努力遵守你的完美主义的规则，你就已经失去了曾经拥有的自由。现在，是时候站起来反抗，撰写你自己的"权利法案"了，那样你就可以享受真正的自由，挣脱完美主义的束缚。首先，公布你的"独立宣言"："我认为一些真理是不言而喻的——人人生而平等，造物主赋予我们若干不可剥夺的权利，其中包括犯错、不完美和获得快乐的权利。"

艾伦的"权利法案"可以这样开头：

1. 我有追求幸福和自我接纳的权利；
2. 我有犯错的权利；
3. 我有不必得到每个人的认可的权利；
4. 我有认为自己足够好的权利。

我向艾伦建议，他的"权利法案"可以是通用的，可以适用于每个人，包括他自己。每个人都可以追求幸福，每个人都可以犯错，每个人都可以过其他人可能认可或不认可的生活，每个人都可以感觉自己足够好。行使足够好的权利是自信看待你想要过的生活的第一步。辨别"权利"的一种方法是问一问自己："如果人们这样想，他们不是会感觉更好吗？"所以，如果我们忍受、接纳，并且原谅别人犯的错，不是会感觉更好吗？这难道不是一条可以应用于我们自己的"通用规则"吗？毕竟，我们都是人，不是吗？

让你的完美主义看起来是愚蠢的

你的大脑中有种声音一直在对你说："你还不够好。你总是犯错。你怎么这么笨？"你一直在聆听这种声音，遵从它，害怕它，并且认为自己必须成为自己的大脑的俘虏，然后就一直这样生活下去。但是，或许你的完美主义根本没那么聪明。它一直凌驾于你之上，用高人一等的口气对你说话，就好像你是个傻瓜、无法自己思考一样。你那完美主义的声音从来没有站在你这一边，即使在你表现得很好的时候，它也不会告诉你，你已经做得够好了。它只会不断设定更高的标准，或是忽略你所做的事情，对你说："任何人都可以做到。"或者"总之，这是我预料之中的结果。"这种声音让你对自己感觉很糟糕，让你感觉羞耻，让你逃避尝试新事物。

让我们奋起反击吧！

"好的，艾伦，我们一直在探讨你的完美主义，现在让我们来做角色扮演的游戏。你扮演一个理性的人，我扮演那个可怕的完美主义的声音，那个一直用羞耻和内疚敲打你的大脑的声音。现在，我希望你真的攻击我，让我这个完美主义者意识到我实际上有多愚蠢。"

> 我："你从来做不对任何事。你一直在犯错。"
>
> 艾伦："不是这样的。那是你的非黑即白思维。我做对过很多事情。我在大学毕业后，拥有一份稳定的工作，我得到过一些好的评价。我不需要是完美的。"
>
> 我："不，你必须是完美的。那就是人生的意义，你必须做最优秀的那一个。"

艾伦："为什么我必须是完美的？"

我："因为只有这样，你才会对自己感觉足够好。"

艾伦："好吧，那对我不适用。至今为止我一直在努力做到完美，现在我意识到它从来没有让我对自己感觉足够好或感觉良好。这个方法毫无意义。"

我："你说我是个失败者吗？我为了让你变得更好辛苦付出了这么多，你却这样评价我？"

艾伦："是的，你让我失败了。你让我感觉自己低人一等，但我并不是。"

我："但是，如果你不努力做到完美，最终你会很平庸。"

艾伦："我甚至不知道那是什么意思。最终我可以接受自己是一个普通人的事实，而不是总是听从你的安排。"

当你批评你的完美主义的声音时，你不是在批评自己，你是在批评自己心中的那个批评家。你为自己站了起来。你正在打败让你受挫的东西。当我听着艾伦和他的完美主义争辩时，我意识到，他正在远离完美主义，他能够对抗它，而且他正在意识到完美主义真的很愚蠢。它伪装成一种高人一等的、居高临下的声音，但是它在很多方面都失败了。它让你感觉很糟糕，它破坏了你的亲密关系，它降低了你的自尊水平，而且它无法让你获得任何满足感。

是不是该解雇你的内心里的这个完美主义的批评家了呢？

接受"足够好"

瓦莱丽（Valerie）是一位聪明、认真尽责的女士，她真的想尽力做到最好。但是，她害怕犯错。她一直在反刍自己过去所犯的错误，并后悔自己犯了这些错，因此不断地批评自己。她被困在过往的错误中，害怕尝试做任何有风险的事情。是她的父母使她产生了这种担忧。在瓦莱丽成长的过程中，父母向她传递了两种相互矛盾的、不可调和的信息："瓦莱丽，你这么聪明，比其他孩子聪明得多。我们对你有很高的期待。"以及"瓦莱丽，你怎么可以学不好那门课？如果你再继续这样下去，你就会一事无成。"他们就这样时而夸奖她，时而批评她。当她确实表现得很好时，他们会说："你只是满足了我们对你的期待。"

无论她做什么，她的母亲永远不会说："这已经足够好了。"而是会认为瓦莱丽总是可以做得更好。她的母亲总是在提高标准，总是在设定一些难以实现的新目标，而且如果瓦莱丽实现不了新的目标，那么她的母亲就会收回所有的情感支持，瓦莱丽会被视为懒惰的、不合格的，而且可能将拥有一个失败的人生。

这样看来，瓦莱丽患上抑郁症就说得通了。因为她永远做不到足够好，倒不如放弃算了，结果就是瓦莱丽感到绝望。"你不明白。我必须是最好的，"她一边告诉我，一边流下了眼泪，"在我的父母眼里，我一定是个失败者。"

但是，想一想瓦莱丽的两个假设。它们是什么？她认为，她必须是最好的（而不是"足够好"）；而且，她认为，她必须实现父母对她的不理性、不合理、不公平的期望。我们决定探讨一下这两个假设，并且改变它们。

"为什么你必须是最好的？"我问她。她想了一会儿，然后说："因为我的父母总是这样要求我。"

"你的父母真的是充满爱的、以健康的方式养育孩子的典范吗？还是你会说他们是充满善意的，但又是相当神经质的？"

瓦莱丽不得不承认他们是神经质的。她说："我永远不会那样养育我的孩子。"

我问她："所以，你正在遵循别人的神经质的信念，而且，你永远不会向你自己的孩子灌输这些信念。我说得对吗？"

"是的，"她承认道，"我知道这听起来有点疯狂。"

"如果你想取悦不宽容、妄下结论和自相矛盾的人，怎么会快乐呢？你当然不会快乐。但是，你可以选择接受，这些人拥有神经质的信念，而且他们可以怀着这些信念生活下去。你不需要听着他们的鼓点前进。"瓦莱丽同意，如果她可以接受自己足够好，那么她就会更接纳自己，更少地陷入抑郁，更愿意尝试新事物，而且更有可能回到学校完成她的学业。相信自己足够好将会非常有帮助。但是，她也意识到自己在抗拒这一点。"接受足够好和平庸是一样的，"她说道，"我不想做个平庸的人。"

但是，"足够好"就是平庸吗？让我们想象我们拥有一把量尺，最左边的刻度是 0，最右边的刻度是 100。大部分人会认为"足够好"在量尺的哪个位置？瓦莱丽认为，大部分人可能会接受 85 是"足够好"。实际上，我认为大部分人会接受 50 是"足够好"。更重要的是，她意识到了自己只看到了量尺上的两个点——0 和 100。她在使用非黑即白的思维。在她认识到略低于 100 的某个范围会被视为"足够好"之后，她感觉如释重负。

另一种挑战你的完美主义的方法是，问一问自己："我在哪些方面需要做到足够好？"想一想你努力实现的目标是什么。例如，瓦莱丽一直觉得自己的外表不够漂亮，每天早上，她都会花很多时间做准备。但是，她是一名教师，她的学生只有 12 岁。这些孩子不可能期待她穿着普拉达来上课。她会一直想着要带上她的工作报告，确保这些报告是无可挑剔的。但是，我在想，反正人们不会很仔细地阅读这些报告。如果她的目标是做到完美，那意味着"足够好"是不够的。但是，如果她的目标更实际一些，那么她就只需要达到一个合理的标准。

你一直在把"足够好"和平庸、粗心的失败者画等号，但它们不是一回事。"足够好"不等于失败，不等于平庸，不等于是个傻瓜，足够好就是足够好。

有一天，瓦莱丽来找我时对我说，她和两个朋友谈过她的完美主义。她微笑着轻松地说："我不需要是完美的。我只需要做到足够好。"

那对我而言就足够好了。

发出接纳的声音

你一直在被完美主义的声音引导着前进，它一直在反复说："你一定要是完美的"以及"你永远不会足够好"，这让你感到很痛苦。

但是，让我们唤醒你内心的另一种声音——接纳、富有爱和善意的声音。让我们想象一下，这种声音在你耳边温柔低语。想象它伸出手搂住你的肩膀，对你说："无论何时你担心犯错，我都和你在一起。如果可以的话，坚持下去。"这种声音是你的朋友，是一个忠诚的、关心什么是对你最有利的朋友。"是的，"它说，"我知道，有时候这很难。但是，我深爱那有一些不完美、心地善良、头脑聪明的你，并且我永远站在你这一边。"

当我试着倾听这种声音时，我会想象我的祖母在对我说话。她温柔而温暖。她会握住我的手。她会告诉我她爱我，当我尝试说一些幽默的话时，她会微笑，而且她会给我做我最喜欢吃的菜。现在，当我想到她时，我意识到，从任何绝对的标准来看，她都不是"完美的"。但是，我爱她，她也爱我，那就足够了。

为错误留出空间

你的人生信条一直是防止犯错。你认为，错误是不受欢迎的访客，它们会破坏你内心的平静。你从内心的窗户向外看，担心错误会闯进来打扰你的生活。你一直拿着武器站在那里，准备保护自己。

如果你打开门，会如何？

想象你和你的想法一起住在一间小屋里。想象自己身处在苏菲派作家鲁米（Rumi）的诗作《客栈》（*The Guest House*）中：

人生就像是一家客栈。

每个清晨都有新的客人光临。

喜悦、沮丧、卑鄙，

这些不速之客，

随时都有可能登门。

欢迎和招待每一位客人！

……

对所有来客都要心存感恩，

因为他们每个人都是另一个世界派来指引你的向导。

把错误当成向导不难，我们已经知道，我们可以从错误中吸取教训。它们可以指引我们接纳自己，重新认识自我，并且同情和接纳其他犯错误的人。

正如你偶尔会招待某个和你性格不同的人一样，你可以考虑友好地款待你的错误。作为主人，你在门口迎接错误，欢迎它进来，然后对它说："我一直在期待你的到来。"你请错误进来，让它用在你内心跳动的火焰取暖。

你和错误坐下来，进行了一场想象中的对话，就如同下面的这段对话一样。

你："你是不是经过长途跋涉才找到了我在深山里的家？"

错误："是的，我多次迷路。我总是找错路。我不知道自己有什么问题。"

你："我们都会犯错。但是，重要的是，现在你正和我在一起。我做了你最喜欢的饭菜，希望你能满意。"

错误："但是那就是我的问题所在。从来没有什么事物能让我满意。"

你:"如果你待的时间足够长,并且放松下来,当'满意'来临的时候,你可能还会在这里。你永远不知道满意什么时候会出现。我常常发现它会在我根本不抱有期待的时候出现。"

错误:"在我的人生中,人们一直在批评我、取笑我。人们会因为被别人看到和我在一起而感到羞耻。"

你:"我的家永远容得下你。你不需要担心我。我从来不会因为你而感到羞耻。你是我家的一分子,你一直和我在一起,永远是我的伙伴。"

错误:"但是,你不觉得我是你的负担吗?我不会让你想起自己是不完美的吗?"

你:"你让我明白自己是一个人。你让我记住要心怀谦卑。我需要你,你让我可以和我深爱的家人保持联系。"

错误:"现在,我感到很平和。你介意我躺在这张床上休息一下吗?我长途跋涉了很久,而且,我终于找到一个接纳我的人了。"

你:"我的家就是你的家。愿安宁与你同在。"

结 论

你一直让自己感到抑郁和焦虑,这是因为你害怕犯错误,而且无论何时你犯了错,你都会批评自己。潜藏在害怕背后的是你的完美主义,你要求自己达到绝对完美的标准,那样你就永远不会对任何事情感到后悔。你可能害怕别人的评判或你自己的评判。但是,你有选择的权利。你可以选择"成功的不完美"。

我们已经看到,你的标准真的是主观的、取决于个人的。你的完美主义没有真正帮助过你,它让你更容易患上抑郁症,自我批评得更多,而且对生活更不满足。现在,你可以选择继续批评自己,让自己追求完美,或是接受自己已经足够好了。有时候错误为我们提供了一些信息，有时候它是进步的标志并证明了你在不断尝试一些新事物。你无法逃避错误，也不需要逃避。你需要欢迎错误进入你的生活，把它当成访客，给自己留出足够的空间。做到足够好可以帮助你过得更幸福。

挑战你对错误的恐惧

- 你是一个完美主义者吗？
- 你是哪种完美主义者？
- 在生活中追求完美主义的后果是什么？
- 问问你自己，犯错最糟糕的结果是什么？
- 认识到每个人都会犯错。如果你不相信，问问周围的人。
- 犯错误并不意味着世界末日。你学习过忍受什么错误？
- 你不需要为犯错感到后悔。你可以承认自己犯下的错误，然后继续前进。
- 如果绝对的完美主义不适合你，尝试一下"成功的不完美"。
- 问问你自己，你在用什么标准评判自己。标准难道不是取决于你自己吗？
- 问问你自己，你是否暗自为你的完美主义感到骄傲。
- 宣布你将脱离完美主义，提出你自己的"权利法案"。
- 你的完美主义是否告诉你，你不够好，甚至告诉你，你是愚蠢的？请试着让你的完美主义看起来很愚蠢。
- 接受"足够好"是很好的标准。
- 发出另一种声音来回击你的完美主义，一种善意、接纳和充满爱的内在声音。
- 为你在生活中所犯的错误留出空间。欣然接受它们带来的礼物。

第 6 章

"我什么事情也做不了"：
如何激发你的动力

珍妮弗（Jennifer）独自坐在家里，似乎没有动力做任何事情。因为她患上了抑郁症，她待在公寓里的时间变得越来越长，她常常在醒来后躺在床上好几个小时。她没有任何精力。下班回到家后，她只想"冬眠"，待在家里，尽情地吃垃圾食品，就好像什么事情都不值得去做一样。在患抑郁症之前，她非常活跃。她一周会去健身俱乐部三次，和朋友见面，看电影，以及沿着河边骑自行车。但是，现在对她来说这些事情似乎都不再具有吸引力了。

珍妮弗坐在我的办公室里，告诉我她感觉有多么低落，连她的声音似乎都变得微弱了。"我什么事情也做不了，"她说，"我没有任何动力。"她低下头看着地板，悲伤且沮丧。

当你抑郁的时候，你很难行动起来。你会等待自己产生动力，但那个时刻似乎永远也不会出现。你就像是一只冬眠的熊，你需要保存能量，坐在你的"洞穴"里，等待环境变得好一些。你想到自己可以做的一些事情，但是，这些事情似乎都无法令你感到兴奋。你想着，做任何事都太麻烦了，做不了任何事情的感觉会导致你越发远离朋友和活动，而这种状态会让有意义的体验变得更少。你会开始感觉更无助，就像自己根本什么事情也做不了一样。最终，你会开始批评自己，因为你什么事情也不做。这会让你更抑郁。这是一个恶性循环。

是时候打破它了。

好的，让我们开始吧。首先，让我们更深入地探讨一下"动力"这个概念。

动力的迷思

珍妮弗认为，除非自己产生了动力，否则她什么事情也做不了。当她感觉心情低落时，她会孤立自己，变得毫无生气，而且不断地想着自己的感觉有多糟糕。她在等待自己的动力回来，等待心情有所转变，等待生活变得更好。

如果这么做，她可能需要等待很久。

我决定提出另一个方案。我说："如果你看到我在街上踱来踱去，好像正在找某个人一样。你走上前对我说：'鲍勃，你在找什么？'然后我说：'我在等我的动力出现。我想现在它应该就在这里。'你会怎么想？"

珍妮弗说："我会觉得你疯了。"

"让我们想象一下，如果你不再等待动力出现，情况会如何？假设你决定去健身俱乐部锻炼身体，虽然你还是没有动力。你只是做了个决定，然后真的这么做了，会发生什么？"

珍妮弗看着我说："我可能会感觉好一些，因为我真的在做一些事情来帮助自己。"

"是的，或许这么做会让你产生完全不同的感受。即使你没有动力，即使你感觉疲惫、气馁或无聊，你也可以做一些事情。"

"你是对的，"她承认道，"有时候我并没有动力，但我还是会去健身俱乐部。"

"或许，动力晚些时候会出现。在做了一些别的事情后，或许你会更有兴趣做一些事，又或许行动可以创造动力。你留意到这一点了吗？"

"我猜是的，"珍妮弗说，"有时锻炼完身体后，我发现我会更有精力去做别的事情。"

"让我们换个角度想象一下，如果你今天决定做一些自己没有动力去做的事情。你可以制作一份清单，在上面列出曾经让你感觉更好，即使你没有动力也会去做的事情。你不应该等自己想做这些事情的时刻来临，而应该主动地做一些事情。让我们看看，在你做这些事情一周以后，你的整体动力水平会如何。你每天都做一些自己没有动力去做的事情。"

如果你和珍妮弗一样，一直对自己说："我必须发自内心地想做一件事，然后才能去做。"但是，那是一个迷思。你可以改变自己，由动力引发行为，变成行为创造动力，选择去做需要做的事情，然后晚些时候再获得动力。

愿意去做你不想做的事

当我们说我们没有动力去做某件事的时候，实际上我们是在说："我不想做那件事。"我们或许用了不同的表达方式对自己说："这太难了"或者"我还没准备好"。但是，其背后的意思是相同的，那就是："我不想做这件事。"我们通常会认为，去做我们不想做的事情是不可能的。

但是，过去你难道没有做过很多自己真的不想去做的事情吗？例如，为考试做准备、工作、倒垃圾，或者是忍受别人的某些不当行为等。事实上，你不需要因为自己喜欢做某件事才去做，你只需要愿意去做即可，那和有动力、觉得舒适或有充分的准备是不同的。

那么，你要如何实现从"想"到"愿意"的飞跃呢？

我决定和珍妮弗探讨一下这个问题。我问她："你有没有这样想过，虽然有件事可能是一件好事，但你真的不想做？"

"有过，"她说道，"像是锻炼、节食、给朋友打电话、完成工作……"

"所以，你懂我的意思。我们都会面临这样的问题。我们就是不想去做那些我们不想做的事情。有时候，我们可以听到内心的声音在抱怨，就像小时候妈妈或爸爸让我们去做某件事的时候，我们会说：'我不想做'一样，那是一种熟悉的声音。但是，如果我们决定不去听那种声音，并且决定去做自己不想做的事情，会如何？例如，锻炼、节食、学习、完成工作，或是做一些令人不愉快的事情。我们决定做这些事，并且真的这样做了。"

"有时候我会这样做，"珍妮弗说道，"但这好像很难。"

"好吧，珍妮弗，让我们想一想。你在过去做过的和你在现在做的哪些事情实际上是你不想做的？"

"好的，让我想一想。两年前，我的体重减轻了九斤，因为我下定决心要穿小一码的衣服，而且我不想放纵自己。还有，上大学的时候，我为考试做了非常充分的准备，此外，有很多次我完成了自己认为无法完成的事情，而且，我也决定和我的男朋友分手，尽管我真的不想这么做。"

"对于你来说，做这些你不想做的事情是否有用呢？"

"是的，这些事情真的很有用。"

"听起来在做了这些你不想做的事情之后，你好像对自己感觉更好了。"

你可以这样想。你是如何让自己愿意去做你不想做的事情的？因为你认为这件事足够重要，所以你需要去做。你不知道自己是否会取得成功，即使你很累、感觉头痛或没有准备好，你还是做了，你选择去做这件事。

当你做了你不想做的事情的时候，会发生什么？你取得了进步，你感觉自己获得了力量。你意识到，缺乏精力和动力不能阻止你去做需要完成的事情。你依靠自律做了自己不想做的事情。

想一想做某件事对你来说是有益的，但是你真的不想去做。问问你自己，你是否愿意去做这件事？

在下面的空白处完成这个句子："我愿意……"

_____

_____

_____

有益的不适感

我们若想在生活的各个方面取得进步，就要忍受一定的不适感。减肥需要锻炼，建立更好的亲密关系可能需要耐心和忍受挫折，做决定需要忍受不确定性引起的不适感。面对恐惧可能意味着你需要忍受焦虑。产生不适感是不可避免的。刚才我们了解到，做自己不想做的事情很重要，现在你可以更注重锻炼自己忍受不适感的能力。我把这种不适视为"有益的不适感"。

刚才我们探讨了你是否愿意为了生活得更好，做必须做的事情，但现在让我们来看看你对不适感的态度。你认为不适感是难以承受的、让人筋疲力尽的、沮丧的，而且是持续存在的，还是认为它只会给人们带来暂时的不便，是一种挑战，让你感到自己在克服障碍，而且是人生中不可或缺的一部分？你认为不适感是无益的，还是有益的？

有益的不适感是什么？它是为了让你实现自己的目标，去做会让你不舒服的事情的能力。把不适感想成实现目标的手段及一种工具。

以下是一些简单的练习，你可以借助这些练习来培养你对不适感的忍耐力。

1. 回顾不适感的历史：有哪些事情是令你不舒服的，但你最终还是做了？

2. 把不适感和自豪感联系在一起：你曾经对哪些事情感到骄傲？当时是否有一些不适感？

3. 给自己一些不适感：记录你做过的令你不舒服的事情。看看不适感是否和你完成的这些事情有关。

4. 明白不适感是暂时的：所有的不适感都是暂时的。它不会毁了你，实际上，它会让你更强大。

如果你每天不做一些令自己不舒服的事情，那么你就不会进步。

你可以把自己的不适感当成一项投资，以此敦促自己去做需要完成的事情，那样你就可以得到自己真正想要的东西。

练习适应不适感就像是锻炼精神肌肉，这叫作"自律"。

不适感是暂时的，而自豪感是永久的。

"我不必做这件事"

你"不必"做某件事的想法是阻碍你进步的另一个障碍。例如，在和恋人分手后，你可能会想："我不必经历这种事，我不必孤身一人。这种事情确实让人很难承受，而且往往不公平。有时候，一些最糟糕的事情会发生在最优秀的人身上，而且，当你意识到现在你必须做更多的事情来处理你的痛苦感受的时候，你可能会感觉更加不公平。

看待这种情况的一种方法是意识到你没有选择。你的选择只有：（1）做些什么让情况有所好转；（2）什么都不做。你遇到的事情可能是不公平的，甚至可能是令人痛苦的。但是，这件可怕的事情在今天之前已经发生了。今天，你可以问问自己，是否可以做些什么来帮助自己应对这种不公平且可怕的经历。

想象一下，你的家被一场飓风摧毁，现在你可以选择重新翻修，或是把注意力集中在这场飓风有多可怕上。你会把自己的精力和资源集中在哪里？

我们常会发现自己会做出明智的选择，去做我们"不应该"做的事情。为什么我们会这么做？

因为，这对我们有利。这样做可以让我们活得更好。

你想成为哪种人

当我们在生活中遇到一个危机时，我们倾向于集中注意力从我们现在的糟糕感觉中解脱出来。这是很自然的。但是，你也可以把自己的抑郁看作一个重获新生的机会。你想成为等待事情发生的人，还是主导事情发展方向的人？等待感觉变得好一些意味着你是被动的。做需要去做的事情意味着你可以完成更多事情。你想成为哪种人？一个"等待者"，还是一个"行动者"？

珍妮弗倾向于等待自己的感觉变得好一些。我告诉她，她有另一个选择："现在你可以采取行动，然后晚些时候你的感觉自然就会好一些。"

我们也可以把这想成主动出击，例如"我主导事情的发展方向"或是"我努力实现我的目标"。过去，珍妮弗给自己制定了一些目标，并且实现了它们。她曾经在大学里选修了多门不同的课程，并且努力学习，取得了不错的成绩。她也曾减肥成功过。她刚搬到纽约的时候谁都不认识，后来她结交了一些朋友。当她积极主动时，她的感觉会更好。当她被动时，她会感觉很无助。

古希腊人和古罗马人（追溯到亚里士多德和斯多葛时代）知道这种思维方式的价值。他们强调构建"美好人生"的品行，如慷慨、勇敢、自律和正直的美德。你需要基于这些美德做出选择。

关于习惯，很重要的一点是，你不需要获得动力，也不需要从任何人那里得到奖励，就可以付诸行动。这就是你会做的事情，你的某些特质让你去做这件事。如果你养成了把事情完成的"习惯"，你就不会依靠你的感觉。你不会坐在那里，等待动力出现。你的习惯将会使你在感到疲劳和面对困难时坚持下去。

这种方法的关键点是：在努力成为你想成为的那种人的过程中，你需要知道自己的目标是什么。珍妮弗认识到，她想做一个善良、慷慨、诚实的人。但是，她也意识到，自己需要养成自律的习惯，使自己能在情绪消极的时候采取行动，去完成很难完成的事情。

你想成为一个能主动完成事情、不拖延，能够处理困难的事情，即使在自己并不情愿的时候也会去解决问题的人吗？还是你想成为一个等待动力出现，只愿意做轻松、令人感到舒服的事情的人呢？你想成为一个设定目标，然后可以在很长一段时间里坚持做艰难的事情，实现自己的目标的人吗？还是你想成为一个只要感到沮丧就放弃的人呢？

这都由你来决定。

请完成以下的句子："我想成为……的人。"

_____

_____

_____

我认识一位毕业于西点军校的年轻人。那里的训练非常严苛。我问他在西点军校接受训练的过程中学到的最重要的事情是什么。他毫不犹豫地说："我知道了自己可以做一些我从未想过能够做到的事情。"

或许你也可以学到同样的东西，并且让它成为你的日常习惯。

让我们来看一看，为了抵达你想到达的地方，并且成为你想成为的那种人，你可以采取哪些行动。

有目标地制订计划

想象一下，你正准备开始长途旅行。你坐进车里，油箱里装满了汽油，然后你发现自己还不知道要去哪里。

你可能有十几张地图，但是，如果你不知道自己想去哪里，旅程就无法开始。你被困在了原地。

现在，你可能正在关注自己的感受——疲惫、难过、无助和绝望。在你的生活中，如何才能找到更大的目标呢？一个方法是确定你想在未来短期和长期实现的一些目标。你需要提前思考你想实现什么目标。

问问你自己希望过怎样的生活。珍妮弗想改善她的社交生活，经常锻炼，学习新的技能，完成更多的工作。例如，你可能想换一份工作，经常旅行，或找到人生的伴侣。

请记住，你需要时刻想到你的目标，当你分配精力和时间时，需要参考这些目标。把这些目标分解成每天、每周以及更长期（下个月，甚至明年）的目标是个好主意。珍妮弗每天的目标是：在醒来后的十分钟内起床、洗澡、吃早饭、去健身俱乐部（一周三次），并且准时上班。她每周的目标包括：和朋友见面、回复漏接的电话，以及每周去看一场电影或去一次博物馆。长期目标包括她想参加一个电影课程、和一个朋友去度假，以及出门约会几次。

你可以在下面的空白处写下自己的一些目标。尽量具体一些，因为"每周去健身俱乐部两次"要比"保持身材"这样的模糊表述更管用。

列出你想在明天实现的一些目标：

_____

_____

_____

列出你想在下周实现的一些目标：

_____

_____

_____

列出你想在下个月实现的一些目标：

_____

_____

_____

列出你想在明年实现的一些目标：

_____

_____

_____

现在，你每天、每周、每月、每年都有目标了。你可以把地图拿出来，开启你的旅程了。

我在设定目标方面的经验

如果你在激发自己的动力方面遇到了问题，如果你认为做什么都行不通，困难重重，未来是令你绝望的，我想和你分享一个我人生当中的例子。我知道被别人说自己无法做任何事的感受，我知道周围都是障碍是什么样的境况，我知道如何激发自己的动力。

我的父母在我不到两岁的时候就离婚了。我的母亲带着我和哥哥，从之前生活的弗吉尼亚州搬回了康涅狄格州的纽黑文。我的父亲是一个酒鬼，他从来没有给我们寄过一分钱。我们穷困潦倒，住在由地方政府出资建造的供贫困家庭居住的住宅区，而且，我们在好多年里都是依靠社会福利救济生活才没有饿死。我记得在我 7 岁的时候，我的母亲拿麦片给我们当晚餐。我问她为什么不吃些别的东西，她说："我们没有钱买吃的。" 13 岁的时候，我下定决心，长大后我不要再过这么穷困的日子。我想，摆脱贫困的唯一方法就是接受教育。我和哥哥吉姆（Jim）在耶鲁大学运动大赛（主要项目包括橄榄球和游泳）上做招待员，而且我还找到了一份送报的工作。这是我能赚到一些钱的唯一方法。我用赚来的钱买了一些关于如何扩大词汇量的书。我还列出了包含能帮助我考上大学的书的清单。我在一张表上记录了自己每天阅读各个领域书籍（历史、文学、科学及词汇方面）的时间。

在我 15 岁的时候，母亲对我说："不要想着去上大学了，我没有钱付学费。"我告诉母亲："不用担心学费。我会获得奖学金，然后去上耶鲁大学。"然后，我真的做到了。

（续）

> 这一切都是因为我拥有一个明确的目标——摆脱贫困，上大学。当时，我正在对自己运用认知行为疗法，只是我没有发现这一点。我是如何做到的？
>
> 我……
>
> - 确定了我的长期目标：摆脱贫困，上大学。
> - 计划每天要做的具体的事情：留出时间来阅读和扩大词汇量。
> - 回忆自己所做的事情：监督自己阅读和积累词汇。
> - 愿意放下其他事情，那样我就可以实现自己的目标：愿意放弃和朋友玩耍或看电视的时间，来完成我的任务。
> - 愿意延迟满足：愿意现在做一些事情，那样在未来我的人生就会变得更好。
>
> 你可能会说，这对你来说行不通，你无法做到像一个正常而不抑郁的人一样自律。但是，我相信你可以，而且这对你也行得通。因为我目睹过一些患者就是通过运用这种方法有所好转的。
>
> 培养激发动力的习惯对我非常有用。那就是我如此坚信这对你也会有用的原因。

不抑郁的时候你会做些什么

摆脱抑郁症的一种方法是，去做你在不抑郁的时候会做的那些事。表现得就好像你不抑郁一样，也许可以使你摆脱抑郁症。珍妮弗知道自己在不抑郁的时候很活跃，她会去健身俱乐部，按时起床，完成更多工作任务，不会坐在办公桌前分心浏览一些毫无意义的网站，经常和朋友见面，外出参加文化活动。所以，我们决定从过去开始，让过去帮助现在的我们有所好转。

我们一起简单地回顾了在珍妮弗的记忆中曾让她感觉很好的所有事情。

她记得，她喜欢跳舞，想拥有一只狗，而且她发现为盲人阅读很有意义。她记得，当自己还是个孩子的时候有多么热爱旅行、去沙滩玩、远足、骑车，以及和朋友一起玩耍。

然后，她开始一边哭泣一边说："所有那些事情都过去了，现在一切都消失了。"

我说道："一切都为时不晚，让我们想想现在你可以计划去做哪些事情。"

还记得我们在第 2 章里探讨过的"回报菜单"吗？让我们回顾一下这个概念。想象一下，你坐在自己最喜欢的一家餐厅里，你手里有一张优惠券，可以用来点任何你想吃的餐点，而且是免费的。

菜单上全是你在患抑郁症之前喜欢做的事情，还有一些你曾经想做，但没有尝试过的事情。现在，你需要决定选哪一个，这完全取决于你。

珍妮弗决定从她的菜单中点两道最熟悉的"菜"——去健身俱乐部，以及和朋友吃晚餐。她还决定租一辆自行车，然后沿着曼哈顿河边的自行车道骑行。她从来没有做过这件事。这看起来是一次非常美好的骑行。现在她可以期待去做一些过去做过的令她快乐的事，还有一些从未尝试过的新鲜事在等待着她。

我让她记录自己正在尝试的新旧体验。我想让她初步感受一下，用回报菜单做实验是什么样子。当然，就像任何一份菜单一样，她会不喜欢其中的一些内容，那没关系。我们可以不断往菜单里添加新的"菜品"。

当你不那么抑郁的时候，你会更多地做哪些事？写下一些可能成为你菜单中的"菜品"的一些想法。

_____

_____

_____

计划和预测你的快乐和效能感

当你抑郁的时候，你的悲观情绪会让你认为无论做什么都是浪费时间，你不会从中获得任何快乐，而且你不会有效能感或感觉自己有能力。但是，发现生活中潜藏着哪些惊喜的唯一方法就是进行一场实验，测试你的悲观情绪。你可以用表 6-1 预测你期望从自己计划的一项活动中获得的快乐和效能感。然后，当活动结束后，回顾并记录你的真正体验。这就很像我们在第 2 章里做过的练习，你需要记录自己的快乐和效能感，来了解自己是如何对不同的活动做出反应的。但区别是，你将做出预测，然后和真正的结果进行比较。

这种自助练习是非常有益的，原因有几点：它能帮助你提前做好计划，那样你就有了可以期待的事情；它能帮助你意识到，有一些活动是与不愉快的事情和低效能感有关的，如坐在家里看电视可能是没有益处的；而且它还能帮你认识到，有一些活动（如和朋友见面、锻炼、外出、给朋友打电话）是有益的，这可以让你产生效能感。你可以把这些活动加入你的回报菜单中，然后开始安排自己做这些事情。最重要的是，你会知道你的消极预测（"做这些是浪费时间"）是否准确。例如，珍妮弗发现，她通常会低估一些事情带给她的快乐和效能感，但是，实际上她体验到了更多的快乐和效能感，这促使她有动力去计划做更多的事情。挑战你的悲观情绪的方法就是搜集事实。

使用表 6-1 的方法是：填写接下来的一周的每个小时你计划做的事情，以及你认为自己将体验到多少快乐（P），就像你在第 2 章中所做的那样，0 代表一点也不快乐，10 代表你可以想象到的最快乐的状态，并用相同的衡量标准确定并写下你预期会感受到的效能感。例如，如果你预测周一早上 8 点锻炼身体会带给你的快乐程度是 3，效能感是 4，那么在周一早上 8 点对应的格子里写上"锻炼，P3，E4"。然后，在你锻炼完之后，在同一个格子里写上你实际体验到的快乐程度和效能感。

表 6-1　每周活动日程

时间	星期一	星期二	星期三	星期四	星期五	星期六	星期日
早上 6 点							
7 点							
8 点							
9 点							
10 点							
11 点							
中午 12 点							
下午 1 点							
2 点							
3 点							
4 点							
5 点							
6 点							
7 点							
8 点							
9 点							
10 点							
11 点							
12 点							
凌晨 1 点到 6 点							

　　如果你愿意，可以尝试一下对这个实验稍做改变。花几天时间做一些你不那么抑郁的时候会做的事情。根据你感受到的快乐程度和效能感，给每种体验打分。然后，在不做任何事情的情况下也给自己的感受打分（这意味着，基本上你在给自己什么都不做而获得的快乐程度和效能感打分）。现在，

比较二者的分数。

例如，珍妮弗想去健身俱乐部。但是，她感觉很抑郁，而且太累了，所以她决定待在家里。她坐在公寓里，想着自己有多么孤独。这项"活动"是"坐在家里想着自己感到多么孤独"，她的快乐程度是 1，效能感是 0。第二天，她决定进行这项实验，去健身俱乐部锻炼。她发现，自己的快乐程度是 4，效能感是 5，比坐在家里要好很多。

权衡得失

如果你曾经非常消极，一直躺在床上，就像珍妮弗一样，你知道这种感觉就像是自己真的没有其他选择了一样。你没有动力，而且你不想做任何事。此外，无所事事也是一个选择。你可以选择无所事事，也可以选择做一些别的事情。

如果你愿意做出与你的目标和你想成为的那种人相关的选择，而且如果你愿意做自己不想做的事情，那么你就准备好了验证在你真正做了一些事情之后看看会发生什么。你需要问自己的第一个问题是，"做这件事的代价是什么，益处是什么"；第二个问题是，"在获益之前，我愿意坚持多久"。

让我们先来看看做某件事的代价和益处。以锻炼为例。锻炼 30 分钟的代价是什么？你可能会感到疲劳、流汗，甚至有些不舒服。但你也不能躺在那里看电视，或在电脑上搜索一些没意义的内容。你已经说服自己，这些是令人愉快的打发时间的事。好的，现在想一想锻炼的益处：你可能因为采取了行动而感觉更好，锻炼可以让你不再关注自己的消极思维，锻炼完之后你可能会感觉更有活力，而且在锻炼时你的大脑可能会分泌内啡肽，你可能会从中获益。现在，想一想长期锻炼的益处有哪些？如果你每周锻炼五天，或者连续锻炼六个月，会怎么样？益处会是什么？你随即就会发现，通过反复地做积极的事，回报会越来越多。

用表 6-2 来分析一件你正考虑要去做的事情的代价和益处。

表 6-2   得失分析

代价	益处

你也可以考虑另一个选择，那就是什么也不做。什么也不做的代价和益处是什么？代价是你可能会缺乏效能感，而且你做不成任何事情，你会保持抑郁的状态。益处是你不会"浪费"你的时间和精力。

结   论

我们常常不去尝试做某件事是因为我们想立刻感觉更好。你可能走出家门，做了一些在你不抑郁的时候曾经让你感觉很好的事情，结果却令自己很失望。然后，你就想放弃，重新沉浸在被动、没精打采的状态中。

但是，你想获得的良好的感觉可能需要等一段时间才会出现。你应该问问自己，是否愿意在一段时间里反复做积极的事情，来构建起你想要的快乐和效能感。你需要先付出代价，现在克服困难，未来生活才会更轻松。

你可以躺在那里，等待动力出现，或者你也可以确定自己的目标，把自律当成你想培养的一个新习惯，坚持下去，然后看看在你采取行动之后动力有没有出现。参加活动会创造新的事物——新的活力、新的体验，甚至新的朋友，而且，无论你是否有动力去做，是否喜欢去做，你都在向前迈进，做你需要做的事情，这时你应该每天奖励一下自己，夸奖自己完成了难以完成的任务。只有你自己才清楚战胜自己有多困难。

挑战你的缺乏动力的状态

- 不要等待动力出现。行动能创造动力。
- 当你说没有动力做某件事时，你实际上是在说："我不想做那件事。"你需要主动去做你不想做的事情。
- 决定自己想要成为哪种人。你想成为等待事情发生的人，还是主导事情发展方向的人？
- 选择你的目标。设定你想在明天、下周、下个月、明年实现的具体目标。
- 在不抑郁的时候，你做了些什么？通过这些事情来对抗你的抑郁症。
- 预测你期望从一项活动中体会到多少快乐和效能感。然后尝试去做并记录结果。测试你的悲观情绪。
- 检查你的回报菜单。增添一些能给你带来最大快乐和效能感的活动，然后把它们提上日程。
- 权衡做某件事的长期和短期的得失。
- 不要期待立刻就能得到回报。随着时间的流逝，你的新习惯会使你受益。你可以现在就开始。

第 7 章

"我就是做不了决定":
如何克服你的优柔寡断

温迪(Wendy)感觉生活毫无希望。早上起床之后,她无法决定要穿哪种衣服。她仔细比量不同的裙子、首饰和鞋子,她会在考虑每一件服饰的时候想:"但是,我不确定这是不是最好的选择。"最后,她会很晚才出门,然后匆忙赶去上班。在工作中,她发现自己比其他人花更多时间来完成任务。她无法确定一份报告是否完成得足够好,是否能够上交给老板。她会仔细考虑(有时候考虑几个小时)最佳行动方案是什么,而且她常常会延期完成工作。她的犹豫不决让她难以决定是应该购买一套公寓,还是继续租房。当然,每一种选择都有很好的理由,但是,她已经考虑几个月了。当她想着是不是要给她的朋友盖尔(Gail)打电话时,她无法下定决心拿起电话。她知道距上次和盖尔打电话已经太久了,所以她很犹豫,但是,她知道盖尔可以很好地支持她。甚至在餐厅里,温迪也很难做出决定,她一直比较不同的主菜,即使已经上菜了,她还在想自己是否做出了正确的选择。

当我们抑郁的时候,我们常常很难做出决定。也许在我们的整个人生中都要面对如何做出选择这个问题。一位女士这样描述 6 岁时的自己:"我记得我经过客厅,然后在中间停了下来,无法决定往哪个方向走。"另一位女士感到非常困扰,不知道自己应该在哪个地方参加志愿活动。结果,她花了一年多的时间,才开始当志愿者(最终她发现这份工作非常有意义)。一位男士最近失业了,他知道锻炼通常会让他感觉好一点,但是,他无法决定是否要去健身俱乐部锻炼。他想躺在床上，同时他也清楚锻炼（尽管有时候对他来说很难）可能会让自己感觉好一点，他一直在这两个选择之间挣扎。当然，当他无法做决定的时候，他往往就会待在家里。

当你抑郁的时候，你常常会认为自己做出的任何决定都可能让事态变得更糟糕。你主要关注消极的一面，你感觉如果出现了坏的结果，你将无法面对，而且你知道，当事情进展不顺利的时候，你常常会责怪自己。结果就是，在做决定之前，你会需要越来越多的信息，这让你挪不动脚步。或者，你可能会在做任何事情之前从别人那里寻求认可。你会被困在做出改变的利与弊的比较中，你常常会耽搁、拖延、回避，或只是站在原地，而且当你无法决定要采取什么行动或到底是否要采取行动的时候，你会感到无助，你相信自己永远无法实现自己的目标，这会让你感到绝望，进而让你的病情加重。

让我们来看一看，如何打破这个循环，让你开始做出能使自己更轻松、感觉更好的决定，让自己继续向前迈进。

你做决定的基础是什么

无论是否抑郁，我们都常常基于一时的感觉来做出决定。温迪似乎是根据自己现在的感受，或者在接下来的 10 分钟内可能产生的感受来做出决定的。如果她去健身俱乐部，而且试着决定要做什么锻炼项目，她会想："踩椭圆机我可能会觉得很累。"或者，当她想着要给一位朋友打电话时，她会想："和珍妮（Jenny）通话可能会让我觉得不舒服。"有时候我也是这样。今天是星期日，我在早上 6 点 45 分起床。我计划今天早上要写一点东西，但是我感觉懒洋洋的。我想继续睡觉，又想看新闻，还想上网看一些没意义的信息。我想："噢，写有关犹豫不决的内容会令人不太愉快。"现在是星期天的早晨，难道我不该休息一下吗？讽刺的是，我很难做出决定，不过，这种情况只持续了大约 10 分钟。

我的长期目标和价值观念包括，写完本书并出版，将这些年来我收获的知识分享给你，这样你就可以自己运用这些知识。我决定花几个小时写作，而不是无所事事和逃避。我的长期目标（写完本书）和价值观念（有效和富有成效）比我当下的感觉（继续睡觉）更重要。

心怀目标做出决定

我们在第 6 章探讨了，不要等待动力自己出现，无论我们是否"喜欢"，都去做一些对我们有益的事情，来获得动力。在做决定时，每个人面对的挑战都是类似的。当你抑郁的时候，你很容易忽略自己的长期目标和价值观念，在做决定的时候避免自己在短期内感到不安。但是，就像其他任何习惯一样，你可以借助我们已经探讨过的一些策略改变这个习惯。

当你感到犹豫不决时，可以问问自己，你想实现的长期目标是什么？你是否在试着与他人建立亲密关系，在工作中更有效率，恢复身材，完成更多事情？那么，你就需要基于这些目标做出决定。你的价值观念是什么，你想要感到富有成效、自律、可靠和尽责吗？那么，你就需要用能够让你形成这些性格优势的方式来做决定。

为了让你的价值观念变得清晰，让我们一起回想一下古希腊的典范。大约 2 400 年前，亚里士多德定义了为了过上美好的生活所需遵循的价值观念：诚实、善良、自制和勇敢。亚里士多德认为，根据这些价值观念（他将其称为"美德"），并且超越转瞬即逝的感觉和欲望带来的影响，而采取行动，即可称为"美好生活"。柏拉图（亚里士多德的老师）用一句话描述了当糟糕的事情发生时我们的感觉："灵魂的颤动"。当我们在情感上受到"打击"时，可能会有这种感觉，而且，从某种意义上说，我们的情感取代了理性。但是，这些古代哲学家所做的下一步就是：退后一步，看看发生了什么，然后根据价值观念做出决定，或者，按照他们的说法，根据美德做出决定。人生的要义是目的，而不是快乐和痛苦。

如果你是根据价值观做出决定的，那么你的决定常常会更明确。努力形成自制力和耐力可以帮助你起床，而不是赖在床上；去健身俱乐部，而不是坐在沙发上；吃健康的食物，而不是用垃圾食品安慰自己；完成工作任务，而不是分心做别的事情；当一个可靠的朋友，而不是孤立自己；去做为了拥有良好的亲密关系所需要做的事情，并且选择继续前进，而不是一直陷在犹豫不决中。

请将你想要在人生中遵循的价值观写下来。这些价值观念可能包括勇敢、自律、诚实、善良、慷慨、耐心、友善，以及其他性格特征。关注人生中的价值观念和美德会为日常活动赋予意义，并且帮助你做出决定。所以，如果你想形成自律的美德，那么你就需要每天做一些需要延迟满足的事情，并且做一些自己很难完成的事情。如果你想践行友善的美德，那么就请联系你的朋友，夸奖他们，支持他们，向他们表达感激之情。

你的价值观可以引导你的人生，帮助你做出决定，同样，你想实现的重要目标也可以促使你做到这一点。例如，你的目标可能是，控制预算，拓展人际关系，化解和朋友、家人之间的冲突，让你的精神生活更加丰富，以及打扫你的公寓或房子。目标和价值观有关，但是，前者更具体。正如我们在第6章中探讨过的，制作一份短期和长期目标清单是有帮助的。请尽可能把它们分解成每天、每周、每月、每年的目标。当你需要做一个决定时，想一想这个决定将如何帮助你或阻碍你实现某个目标。

重新权衡

你是不是由于当下感觉良好就做了一些决定？如果是这样，我猜你会做出目光短浅的决定，而这些决定将在未来让你付出非常大的代价。如果你想在此时此刻感觉更好，那么你就会拖延去做一些事情，或是只完成无关紧要的事情。好的决定基于良好的目标和价值观，这些目标和价值观会长期指引着你的行动和你的人生。如果你的目光非常短浅，只关注接下来的几分钟或几个小时，那么你将无法实现更远大的目标。

让我们以拥有更好的身材为例。你会怎么做？你会不会因为在接下来的45分钟里，运动的代价（不舒服）比益处（体重减轻）更大而决定不做运动？如果你去健身俱乐部锻炼45分钟，你的体重可能不会减轻，而且你可能会感觉不舒服。因此，在接下来的45分钟里，锻炼的代价比益处更大。但是，如果你在接下来的3个月里坚持锻炼，那么你认为情况将会如何？长期的益处会是什么？你可能会获得更好的身材，这可能会对你的抑郁症产生积极的影响。

我常常对我的患者说："你是想在接下来的5分钟里感觉更好，还是想在接下来的5年里感觉更好？"如果你想在接下来的5分钟里感觉更好，那么你可能会决定避免让自己感到不舒服、吃得过多、不锻炼、拒绝新挑战、拖延完成艰巨的任务，以及酗酒。但是，人生不仅仅是关于接下来的5分钟的。如果你想在接下来的5年里感觉更好，那么你可能会做出非常不同的决定。你需要决定去做现在对你来说很难完成的事情，那样未来你才会好过一些。

没有完美的决定

许多犹豫不决的人因为自己想要做出完全正确的决定而止步不前。他们想做出完美的决定，并且认为它能带来完美的结果，而不具有任何不确定性，而且不可能让人感觉后悔。我绞尽脑汁地想，自己在人生中哪个时刻所做的决定会满足这些条件。但是，即使是去外面吃饭也有让人感觉后悔的可能性：你可能会食物中毒。或者，决定向你心爱的人表达爱意也可能带来一个糟糕的结果：对方的心情可能会变得很差。谁能预料一切呢？

怎样才能知道完美主义是不是你在做决定过程中存在的问题呢？好吧，问问你自己是否很难接受不确定性。你可以承受"看起来可能行得通，但可能也会失败"这种程度的风险吗？或者，你可能会想，你需要在做决定之前搜集尽可能多的信息。但是，你得到的信息越多，你就越可能发现一些不利之处。或者，你是否在追求另一种完美，以确保永远不可能对这个决定感到后悔？

让我们看看追求完美是如何扰乱你做决定的过程的，同时也看看可以缓解你的压力的一些方法。

不要把确定性当作目标

我记得几年前，我决定要成为一名执业医生。当时我是一名全职教授，而且我干得还不错。但是，我已经决定离开学术界，接受临床训练，并且最终开一家私人诊所。当时我充满了疑虑。我几乎没有存款（我用全部存款接受了临床训练），而且当时我只有几位前来就诊的患者。一天，我和一位朋友来到一家家具店，准备为我的新公寓选购一套沙发，我突然坐了下来，开始颤抖。我问我的朋友："这里冷吗？"他说："不冷。"这时我意识到我其实是惊恐发作了。

作为一名刚刚取得资格的认知治疗师，我问自己："我的消极想法是什么？"

我的大脑里充满了消极的想法和画面。它们听起来像是这样的："你在和谁开玩笑？你永远也不会拥有一家成功的诊所。你买不起这套沙发。你最终会穷困潦倒，没有患者会来找你看病，债主会找上门来。你会失败。"然后，我的脑海里出现了一个画面：我坐在新公寓里的沙发上，因为付不起水电费，所以暖气是关着的，我坐在黑暗中，寒风从一扇破掉的窗户里吹进来。

所以，我的第一位患者将会是我自己。我回想我接受的所有认知行为疗法的训练。"鲍勃，你不需要明确地知道你会做得很好。你一周只需要为十位患者看病，就能把诊所经营下去。你很擅长做这份工作，而且有很多人都是靠为患者看病赚钱生活的。你得努力工作。你需要对自己使用认知疗法，而且如果这条路走不通，你完全可以再找一份工作，回到学术界，或是在一家医院里工作。"

　　我意识到，我不需要完美的确定性或完美的结果。我只需要保持开放的态度，给自己一点时间。然后，我的惊恐平息了下来。但是，我的疑问还在。实际上，就像很多开设私人诊所的治疗师一样，到了夏天，当就诊患者的数量减少时，我会有许多疑问。然后我读了一本弗洛伊德的传记。现在我是一名弗洛伊德的崇拜者，他的人生和他做出的贡献太令人神往了，而且他的传记中有一些内容真的帮助了我。据说，每年夏天，当他去度假，离开患者时，他都会担心失去自己的诊所。心存疑问，不完美，接受不确定，这些经历都是生活的一部分。在一个不确定的世界不存在任何完全确定的事。

　　我在想，如果哥伦布追求确定性，他还会不会踏上北美洲之旅？也许他不会。

多少信息才算足够

　　在犹豫不决的时候，你可能会对自己说："我需要更多的信息。"但是，当你开始搜集信息的时候，你常常会带有偏见且很悲观。让我们以玛丽亚（Maria）为例，她对自己和拉里（Larry）的关系感到矛盾。她认为，自己需要搜集更多关于他的信息，来决定是否要继续维持这段关系，但是，她在搜集信息的时候只关注拉里消极的一面。实际上，为了找出拉里的"弱点"是什么，她常常质问他，这使他们常常争吵，争吵证实了她认为的拉里的缺点（即她认为自己会在亲密关系中受伤害）确实存在。

　　当你感到抑郁的时候，你会过分悲观，所以你会寻找信息来证实你的悲观。还有一个例子，我们在本章开头提到了温迪，她会用放大镜观察自己的脸，看看自己是否需要补妆。在放大镜下没有一个人是好看的！很重要的一点是，你需要同时参考积极和消极的信息。

　　同样重要的是，你要知道什么时候信息已经足够了。心理学家用来应对过度搜索倾向的一个概念是"满足"，它是指"这种选择是否满足最低的要求"。看看你周围的其他人做出了什么样的选择，也是找出最低要求到底是什么的一种方法。通过关注"满足"而非"完美"，你可以设定合理的目标，并且用"足够好"的标准来实现它们，就像我们在第 5 章里探讨过的那样。例如，温迪想拥有最美的外表，所以她会花很多时间打扮自己，在去上班之前试穿每一件衣服，试戴每一件首饰。我们决定试着做一个为期一周的"满意实验"，目标是打扮得"足够好，但可能不是最好的"。这对温迪来说很难，她说，因为她担心如果自己只以"满意"为目标，她会感觉自己不够时髦、没有魅力和极其普通。但是，不管怎样，她还是尝试这样做了。有几个早晨，她还是花了很长的时间，但是有几个早晨，她只是以满意为目标。这对她来说是一个突破。"我不需要是最好的，"她意识到，"我不需要找到最完美的服饰。我只需要和其他人一样好就足够了。"她只需要穿得和别人一样好看，她不需要做到完美。没有人需要做到完美。

你可能也想为搜集信息设定一个时间限制。有一个人非常担心他的资金状况，他会熬夜到凌晨两点，只为了搜集更多关于股票和投资的信息。结果是第二天他因睡眠不足而变得更加焦虑和抑郁，而且他搜索的信息几乎都带有偏见，他似乎在寻找事情会变得糟糕的理由。在你开始搜索之前设定时间限制可以帮助你摆脱对信息的过度关注。例如，对于温迪来说，出门前的打扮时间限制是 5 分钟，而不是"花尽可能多的时间"。

如果你在用一种情感标准，而非理性标准来决定多少信息是足够的，那么设定时间限制也会有帮助。你的搜寻标准可能是："直到我感觉舒服为止"或者"直到我没有任何疑问为止"。但是，做决定可能意味着选择去做一件令你感到不舒服的事情，而且无论你做什么，无论你搜集多少信息，你都可能存在疑问。在搜索之前设定时间限制是适时停止无穷无尽的信息搜集的一种方法。

正如我在前文中提过的，问一问对大部分人来说多少信息是足够的，或者理性的人会怎么做，可能会有帮助。例如，一位女士需要做活体组织检查，她在考虑选择哪位医生，她拥有一份名单，其中包括几位声誉很高的执业医生。她一边说："但是，我不确定哪一位是最好的。"一边反复看着名单上的名字。我问她，一个理性的人会怎么做——大部分人会对什么样的做法感到满意。她认为，大部分人会对这些医生中的任何一位感到满意，但是，她一直以来都试着获得尽可能多的信息。这种心理策略的问题是，搜集信息的过程是没有尽头的。她会不断地获得更多的信息。但是，搜集更多的信息只会增加这位女士的疑问并让她更难以做出决定。我们决定设定一个时间限制，接受不完美的信息，像一个理性的人那样前进。顺便说一句，这位女士的活体组织检查的结果是阴性的。

接受疑问，但仍然要行动

你可能认为，你做不了决定是因为你有疑虑。"我不能在社区中心当志愿者，因为我不确定一切是否会顺利。"你说道，或是"我不能给我的朋友打电话，因为我不确定他们接到我的电话是否会感到高兴。"你坐在那里仔细考虑，想着："这可能行不通，所以我会等待，直到我找到一项完全没有疑问的活动为止。"你认为，你需要遵守的规则是逃避疑虑。

但是，在做人生中的重要决定时我们都会存在疑虑。例如，玛丽亚真的喜欢拉里，但是，又对他存有一些疑虑。拉里没有钱。但从积极的一面来看，他温暖、体贴、有趣、聪明，而且他爱玛丽亚。"但是，我还是有疑虑。"玛丽亚坚持说。

"但是，玛丽亚，"我问她，"你有没有对某个人是完全信任的？"

"没有。"她说，她不得不承认这一点。

或许，我们在评估复杂的亲密关系的时候心存疑虑是不可避免的。我们有疑虑是因为人们拥有复杂的性格，而且有时候我们自己甚至会想要某个人拥有矛盾的性格。你可能会希望某人拥有果断但不霸道的特质。你可能会希望某人有魅力，但又不希望他太迷人，以防其他人会和他打情骂俏。

现在，假设你心里想的是："是的，但是我还是有疑虑！"那么你有两个选择。你可以等到自己没有疑虑，或是带着你的疑虑和你一起继续前进，就像邀请你的消极想法和你一起散步一样。让我们假设你在想："即使我有这些疑虑，我可能也会继续前进。"

从这个角度看，你可以把前进看成搜集信息的一种方式，不是过多、过分地搜集完美的信息，而是能让你正确看待你的疑虑的新事实和感觉。你可以决定前进，同时依然因疑虑而犹豫不决。"你可以决定和拉里约会，看看当你们了解了对方之后会是什么样，"我告诉玛丽亚，"然后，你就可以看到你的疑虑是否发生了变化。你可以看到，随着时间的流逝，你是否多多少少开始对你的疑虑产生怀疑。我把这称为'对你的疑虑犹豫不决'。"玛丽亚很喜欢这个观点，因为这意味着她可以决定继续和拉里约会，而且不需要解决所有的疑虑。疑虑不必指引她做出决定。你可以决定对你的疑虑产生怀疑。

把决定视作实验

我的患者露丝（Ruth）把做决定视作期末考试，她要么通过，要么不及格。人们做出决定并且根据决定采取行动有失败、后悔和批评自己的风险。对于她来说，结果很有可能是失败，而且失败是无法躲避的和命中注定的。她无法忍受事情进展不顺利。既然决定这么可怕，她会延期做决定，而且她会像着迷了似的一遍又一遍地查看所有的证据。

但是，如果你把做决定视为做实验，会如何？如果你想，当我尝试做这件事情时，让我看看会发生什么，会如何？当我们进行一项实验时，我们只是在搜集信息，我们只是看看会发生什么，就像我们在一个烧杯里混合两种化学物质一样。

让我们做一个有关锻炼的实验。不久前我在想，我需要通过活动一下身体来使自己放松。所以，我决定尝试做一个实验：如果我一边看早间新闻节目，一边在跑步机上跑25分钟，会感觉如何。（我想向你保证，我已经完成了写作的目标，所以，我可以让自己放松一下。）我做了这个实验，而且我很高兴地告诉你，我感觉更好了。但是，如果我感觉更糟糕了，会如何？如果我因为浪费了 25 分钟的工作时间，而感觉更疲惫、更暴躁，或更气馁，会如何？我会获得一条信息，即星期天上午 9 点 15 分，在跑步机上跑步让我感觉很糟糕。我会把这条信息输入我的信息库，信息库里有其他时候我在跑步机上跑步的情况。我会把这条信息和其他的信息做比较。事实是，当我在跑步机上跑步时，我几乎总是会感觉很好。反复的实验证明了这一点。

让我们重新关注露丝，她已经很久没和朋友们联系了，后来她发现自己很难下决心重新和他们取得联系。如果不和朋友保持联系，她会失去支持、回报和生活中的一些意义。如果她联系了他们，可能会不太愉快，因为他们可能会对她这么久不联系自己感到生气。她可以做一个打电话给她朋友的实验，让我们看看他们会有什么反应。现在，她最初的想法（让我们把这称为她的"假设"，因为我们现在是实验者）是，她的朋友会对她感到生气并责怪她这么久没联系自己，或者冷淡地对待她。好的。让我们来看看结果。

现在，露丝处于犹豫不决和回避的状态，她假设她的朋友会责怪她或冷淡地对待她。但是，实际结果我们并不知道。如果她错了，如果朋友们很高兴接到她的电话，会如何呢？结果是露丝获得了重要的信息，而且她重新和朋友们取得了联系，能够获得他们的支持，并且成为他们的好朋友。

但是，如果她的实验结果是消极的呢？存在这种可能不是保持犹豫不决和回避状态的很好的理由吗？并不是。让我们假设，露丝打电话给她的朋友理查德（Richard），然后他说："你知道吗，你不回电话，也不回邮件。我觉得你不可靠。"如果露丝想试着修复他们的友谊，她可以向理查德道歉、认可他，并且告诉他，她以后会让自己变得更可靠。理查德可能会接受，也可能不会。但是，如果露丝永远回避和理查德联系，那么她就彻底失去了理查德这位朋友。最好的选择是尝试做这个实验，碰碰运气，并且从结果中吸取教训。

愿意承受一些损失

当你担心做出错误的决定时，你可能会认为你永远也无法弥补自己所犯的错误。在你看来，错误是无法避免的，也是不可改变的。你无法承受任何损失。

当你仔细思考的时候，你会发现自己担心的"损失"真的是无关紧要的，而且你会很轻易地认识到，自己实际上可以承受这些损失。你可能在考虑到底要不要去锻炼，你会想："我可能真的会感觉很累。"但那又怎样呢？如果你很累，到底会发生什么呢？难道你的体力永远不会恢复了吗？或者，你可能在想，要对人们更友好一点，想与他人积极交流并主动联系他人。这么做的潜在损失是什么呢？某个人可能对你不友好。然后会发生什么？你试着友好地对待别人，但有时候人们对你并不友好。那会让你的人生变得更糟吗？我宁愿友好地对待 10 个人，然后得到 1 个消极的反馈，也不愿意让自己变得隐世和不友好。我可以承受被某个人无礼对待的"损失"。

或者，你可能担心自己会被朋友拒绝。这是真正的损失。例如，你隔了很久才给你的朋友们打电话，然后某位朋友不再有兴趣成为你的朋友。（我在想那算是什么样的朋友，但这种情况也可能会发生。）但是，如果你不联系他们，你就会失去他们。所以，如果你逃避他们，而不是和他们保持联系，那么这种损失更有可能出现。如果你给原本不会与之联系的朋友打了一次电话，而且失去了这位朋友——那就像是在说，我没有买到这场表演的门票，但是反正我也不准备去。除非你拥有某样东西，并且使用它，否则你不会失去这样东西。

玛丽亚陷入了犹豫不决中，部分原因是如果她的决定被证明是错的，她不认为自己能承受这种损失。万一这段关系进展不下去怎么办？她想："如果是这样，我就必须经历分手的痛苦。"由于非常担心，她选择暂时和拉里保持距离，并且一直在寻找拉里不适合自己的证据。当然，这么做最终一定会导致他们分手，除非她愿意冒一点风险。

我问玛丽亚："如果在每段亲密关系中你都与对方保持距离、试探对方、寻找对方的问题，那么最终结果会是什么？"

"无法进展下去。"她回答说。

"是的，这就是你遇到的困境。如果你尽力去维护这段关系，你们能走下去的可能性就会提高。但是，答案并不是完全确定的。问题是，你是否认为自己可以从一段失败的亲密关系中恢复过来。但是，这种试探对方的消极方法几乎一定会让这段关系破裂。"

玛丽亚认识到，她正在把自己逼进一个死角。为了和拉里更进一步发展下去，她需要面对分手的可能性。当我们回顾证据时，我们看到她曾经经历过分手。分手是艰难的，但她逐渐解脱了。对玛丽亚来说，分手如此艰难的一个原因是，她常常把关系进展得不顺利归咎于自己。她尤其会责怪自己态度消极、一直抱怨。我想向她介绍一种方法，让她能更容易承受潜在的损失。我说："玛丽亚，即使你表现得最好，你的亲密关系也可能会破裂。但是，至少你可以说：'我已经尽我所能来维护这段关系了。'"玛丽亚很喜欢这个观点。如果她知道自己已经用一种积极的方式来维护这段关系，她就能更轻松地接受他们可能会分手而带来的痛苦了。

不要因为追求肯定而使自己受挫

有时候，我们通过从别人那里得到肯定，来应对我们的犹豫不决。这个策略可能很有用：你可能会获得更多信息，你的朋友可能会肯定你的观点，那样你会感觉自己被理解了，而且你可能能够整理你的想法，更理性地看待一切。但是，有时候寻求肯定可能会导致你过分追求确定性。

你想和朋友讨论你的决定，这是可以理解的，并且可能对你有帮助。但是，如果你经常向别人寻求肯定，最终可能会把他们赶走。他们可能会想："他一直在说做决定有多难。"或者，你可能会认为他们会这样想，然后就会厌烦你。经常询问别人的意见也会强化你的一条信念——你无法靠自己做出决定。即使你实际上没有获得新的信息或观点，即使你的朋友说的那些内容你已经都想到了，你可能也会开始认为，决策者是你的朋友，而不是你，而且，在向别人寻求了肯定后，如果结果不太好，你可能会将全部责任推卸在他们身上："我做这个决定是因为你告诉我这是个好主意。"

我告诉我的患者，他们的决定是他们自己做出的。他们必须权衡不同的选择，思考自己的长期目标，采取行动，并且承受代价。有一位患者会在两次咨询会面的间隔打电话给我，问我她做出的某个决定好不好。我告诉她，我不能肯定她的决定，她必须学会靠自己做出决定。只有靠自己做出了决定，她才能感觉充满力量，最终变得更加果断。我提醒她，学会骑自行车的方法是在某个时刻把辅助轮拆掉。

为了判断你寻求保证的程度是否存在问题，问问自己以下描述是否符合你的情况。

- 肯定只在短期内有效，然后我需要更多的肯定。
- 如果我无法得到肯定，我就会觉得恐慌。
- 我认为，有时候应对焦虑的唯一方法就是获得他人的肯定。
- 我担心别人会因为我向他们寻求肯定而远离我。
- 因为我需要从别人那里得到肯定，我在工作中已经过于真实地展现自己的弱点了。
- 我似乎不知道如何安慰自己。
- 如果得不到肯定，我就不认为自己可以做出决定。

如果你看了以上的表述，特别是前三条，你将发现，寻求肯定会使你形成有关做决定的消极信念。如果寻求肯定只在短期内对你有效，你就需要认识到，必须接受不确定和风险的是你。为了得到积极的结果，你必须接受可能会出现的消极结果。天上不会掉下馅饼。你认为，如果你得不到肯定，你就会恐慌，这是因为你习惯了让别人告诉你应该怎么做。只有练习自己做出决定，你才能平息恐慌，并且意识到没有别人的帮助你也可以做出很好的决定。难道在你的人生中，你没有自己做出过很多决定吗？

如果你认为，应对焦虑的唯一方法就是从别人那里获得认可，那么你就会更加犹豫不决。事实上，通过运用本书中介绍的认知行为疗法的技巧，你可以更好地应对自己的焦虑。你可以权衡得失，认可自己的进步，认识到自己可以从潜在的损失中恢复过来，树立积极的信念，做一些实验来判断自己做出的决定会带来什么样的结果，并且为未来搜集信息。你可以练习正念冥想以缓解你的焦虑。你可以接受焦虑是生活中的一部分，它不会毁了你。即使你是焦虑的，你也可以做出很好的决定。

此外，最重要的是，你可以问问自己："我会给朋友什么建议？"这个"好朋友技巧"可以帮助你给自己提供所需的肯定。当你这样对待自己时，即使你无法从外部获得肯定，你也不会恐慌。现在，你可以依靠你最好的朋友——你自己。

考量代价

我在前文中提过我们要权衡决定的得失。所以，我们一起看看分析一个决定或犹豫不决的代价的具体方法。

搜集信息的一个结果就是花费时间，而且当你进行过度的、详尽的搜集时，所花的时间也会是过多的。心理学家把这称为"搜索成本"。我记得我有一位朋友有一点着迷于搜集信息。当我们一起吃午餐的时候，他会花很多时间考虑菜单上的所有选项。问题是，我们吃午餐的时间是有限的。

在另一种情况下，搜索成本可能涉及金钱问题。在这种情况下，这会对个人产生真正的影响。在这里，真正的搜索成本是什么——检查和研究所有选择的结果是什么？点餐耽搁了很长时间，我们的交流也受到了影响（因为他把原本可以用来交流的时间都花在了研究菜单上），而且最后我得出一个结论——和他一起吃午餐是不值得的。

评估犹豫不决的机会成本

如果你在等待自己感觉好一些，同时回避去做那些你曾经喜爱的活动，那么你可能会认为自己陷入了犹豫不决当中。实际上，你已经做出了决定：不做决定，就是做出了决定。你选择什么也不做，而不是做些别的事情。

现在，你感觉这可能显而易见，但是请你再好好想一想。如果你把自己关在公寓里，你就失去了遇到某个人的机会。如果你从早上躺在床上一直到中午，你就失去了获得更好的身材、更有效能感，以及在人生中取得进步的机会。我们把这称为你的"机会成本"。当我和露丝检查她不行动的机会成本时，她意识到，自己可能失去了获得更好的身材、对自己感觉更好、享受朋友的陪伴、遇到新朋友、学习新技能，以及在工作中获得更多效能感的机会。

如果你被困在一段亲密关系或一份工作中，感觉一直没有进展，情况也是一样的。如果你没有被困住，如果你能够走出来，继续前进，可能会获得新的机会吗？结束一段糟糕的亲密关系可能是令人痛苦的，你可能会在一段时间里感到孤独和难过。但是，这是否会帮助你开启获得新机会的大门呢？

拒绝沉没成本

你花很多钱买了一件外套，然后把它带回家，你试穿了一下，然后把它放进了衣柜。之后，你每过几周就把它拿出来看看，然后再放回去。你只穿过一两次。你的伴侣说："为什么不把那件外套送给别人呢？你从来都不穿。"但是，你说："我不能这么做。它是我花了好多钱买的。"实际上，如果你以前没有买下这件外套，你以后也不会想把它买回来，因为你知道它不适合你。但是，因为你拥有了它，你就无法摆脱它。它是"沉没成本"。你曾经为某样东西或某件事情投入了时间、金钱、精力和名誉，因此你感觉自己无法离开它。你不愿把它扔掉、丢到一边，或是送给别人。

想一想你现在的生活。先想想你拥有的东西。有没有一些东西是你一直保存着的，你因为自己花钱买下了它们，或只是因为你拥有它们，而无法把它们扔掉？你是否在建立了一段亲密关系后知道这段关系会让你感到挫败，但是你无法和对方分手，因为你已经投入了太多感情？或者，你是否被困在一份工作中，虽然它不适合你，但是你害怕做出改变就意味着"放弃一切"？

关于沉没成本，具有讽刺意义的是，我们投入的越多（它让我们付出越多的代价），我们就越难抛弃它。保留沉没成本也会让我们更抑郁、更无助、更不自信，并且更后悔。例如，人们即使在一段亲密关系中遭受虐待也会继续维系这段关系，因为这段关系让他们感到无助和低人一等，这些特质让他们不敢维护自己的权利。

黛安娜（Diane）陷入了和保罗（Paul）的一段毫无希望的亲密关系中，保罗已经结婚了，而且不太可能和他的妻子离婚。这段关系持续了 3 年，黛安娜变得愤怒、焦虑，最终变得抑郁。她感觉自己陷入了困境。"我知道继续下去没有意义，但是我离不开他，"她说道，"我感觉陷入了困境。我感觉已经因为这件事打扰我的朋友太久了，他们再也受不了听我讲述这件事了。但是，我似乎还是无法离开他。"黛安娜和保罗的关系是一项沉没成本，她向这段关系投入了时间、精力、感情，甚至是自己在朋友面前的声誉。因此，她很难就这么放弃。

沉没成本随处可见。例如，我们无法终结的亲密关系，不再有回报的工作，不舍得以低于最高价的价格出售的房子，塞满衣橱和阁楼的衣服，以及我们收集的废旧的杂物，其中都有沉没成本。当我们说："我不能把它扔掉，因为我花了很多钱买下它"时，我们正在向沉没成本"致敬"。我们在做决定时参考的是自己曾经为这样东西付出了多少代价,而不是这样东西将在未来起多大作用。

但是好的决定是根据未来效用(即从长远来看你将从中获得的利益)做出的,而且会让你朝着未来的目标前进。它们是关于未来的,而不是关于过去的。沉没成本几乎总是关于挽救过去的错误,并试着使我们找到解决的办法。沉没成本指的是白白浪费金钱购买质量低下的商品。

我们为什么会向沉没成本致敬呢?原因有很多。第一,我们不想承认自己犯了一个错。只要我们抓住沉没成本不放,也就抓住了补救的希望。可能,最后保罗会离开他的妻子,和黛安娜在一起;可能衣橱里的那件外套会重新流行起来;或者可能你的工作最终会变得有回报。第二,我们认为,放弃沉没成本就意味着承认我们之前付出的所有时间和努力都白费了。黛安娜说:“如果我离开了,这意味着一切都是徒劳的。”但是,实际上并不是那样的。当我们回顾她和保罗之间的关系时,我们看到,有一段时间他们的关系中有美好的部分——交流、亲密、美好的时光。所以,这不完全是浪费时间,而且,如果我们同意保留沉没成本完全是浪费时间和精力,那么尽早止损不是更好吗?第三,我们把放弃沉没成本看成承认失败。我们会说:“坚持了这么久才放弃,我一定是个白痴。”如果能更理性地看待这一问题的话,我们就会说:“我最终做出了止损的决定。”但是,抑郁的人不会这样看待正确的决定,他们把一个糟糕的决定看成愚蠢、低人一等,以及再也无法做出任何正确的决定的标志。事实是,糟糕的决定可能只是意味着,你做出了一个决定。在我认识的人中,每个人都做出过糟糕的决定。

缩减成本的方法

沉没成本也是机会成本。就像我在前文中提过的,如果你被困在一个糟糕的环境中,你可能会错过新的机会。黛安娜最终决定和保罗分手,她的确经历了一段悲伤、不知所措和自我怀疑的时光。但是,她逐渐开始感觉越来越好了。当她感觉更好时，她停止了治疗。一年后，她回来复诊。她告诉我，现在她后悔的唯一一件事情就是没有早点和保罗分手。现在，她正在和在网上认识的一个人约会，对方好像很不错，尽管他也不太可能是一位长久的伴侣。但是，她感觉能更好地掌控自己的生活。黛安娜放弃了保罗这个沉没成本，并且放弃了糟糕境况的机会成本。

你可以这样摆脱沉没成本，问问自己："如果回到一开始，在我决定这么做之前，我会做出什么样的决定？"例如，如果你没有买那件外套，或没有陷入一段必定失败的亲密关系，你还会再次这么做吗？如果答案是"不会"，那么为什么你还要坚持呢？你也可以问问自己："如果是一位朋友遇到了这种情况，我会给他什么建议？"如果答案是"结束这一切"，那么也请这样建议自己。你继续忍受下去的唯一理由就是，试着证明一个糟糕的决定可以变成一个好的决定，而且，你将明白，放弃沉没成本不意味着你所做的一切完全是在浪费时间。你可能已经从中受益——得到了一些快乐。但问题是，现在成本已经超过了收益。

你可能会因为不想承受放弃带来的痛苦，而让自己困在一项沉没成本中。"我不想感受分手的痛苦，"黛安娜一边哭，一边说道，"我不想感到孤独。"但是，放弃带来的"打击"可能是暂时的悲伤、短期的痛苦。但如果继续保留沉没成本，痛苦会是长久的。事实上，放弃一项沉没成本可能会带来复杂的感觉，其中包括解脱。放弃一项沉没成本也能让你关注自己能够控制的目标和行为（新的亲密关系、活动和兴趣），你可以立刻行动起来。你无法控制自己曾经做出的带来沉没成本的决定，但是你可以控制自己现在和未来要做的事情。放弃沉没成本能为你打开新的大门。

结　论

做决定可以帮助你战胜抑郁症，即通过让你行动起来、实现你的目标、追求你的价值，以及让你感觉有力量和有效能感。但是，你的抑郁症本身也会妨碍这个过程，原因是：你想要完美的结果，你低估了自己忍受困难的能力，你害怕改变，而且你想要确定性。

在本章中，我们获得了做出正确决定的一些规则：关注你想要实现的结果，接受举棋不定是这个过程中的一部分，赋予自己根据不完美的信息做出不完美决定的权利，降低糟糕决定的损失，衡量否定决定的成本，以及把决定当作实验——不是决定成败与否的选择，而是学习的机会。通过衡量短期成本和长期成本来练习做决定，这能帮助你决定去做目前对你来说很难但会让你未来的人生更轻松的事情。

挑战你的犹豫不决

- 根据你的目标和价值观，而不是你当下的感觉，做出决定。
- 权衡长期和短期结果。你想在接下来的五分钟内感觉更好，还是在接下来的五年内感觉更好？
- 追求完美可能会打乱你做决定的过程，不要追求确定性，你不需要它。
- 清楚拥有多少信息是足够多的。
- 做重要的决定时常常存在疑虑。接受你的疑虑，先采取行动。
- 把决定看成实验。如果你尝试做某件事，会发生什么？
- 意识到，如果你的决定被证明是错误的，你可能会承受一些损失。
- 不要从别人那寻求太多的保证。这可能会妨碍你自己做出决定。
- 衡量犹豫不决的"搜索成本"和"机会成本"。你花在研究一个决定上的时间是否可以用来做些别的事情？你正在错过什么机会？
- 拒绝"沉没成本"，也就是你已经在一件没有意义的事情上投入的时间、金钱或精力，做出继续前进的决定。

第 8 章

"我一直翻来覆去地想……"： 如何克服你的反刍思维

　　安（Ann）和利昂（Leon）分手了。安来拜访我的时候告诉我，过去的几个星期，她一直坐在房间里反复思考到底是哪里出了问题。

　　他们交往了七个月，在此期间他们常常会争吵，利昂经常加班，安无法依赖他。安一直认为利昂并不适合自己。但是，她不想成为单身。在最后一次争吵后，他们好几天都没有说话。后来，安收到一封利昂发来的电子邮件，说这段关系维持不下去了，他不会再和她见面了。"我一直在想，"安对我说，"可能是我错过了什么。我们确实有过快乐的时光。只是我不明白，他怎么可以通过电子邮件和我说分手。"

　　安的大脑一直在快速运转，她似乎没办法忘记分手这件事。她一直在脑海中回放他们相处的那些场景。"我一直在回想争吵的片段。我在想当时自己是否可以用不同的方式来处理问题。"她会搜寻证明利昂自私又残忍的蛛丝马迹："我一直在想，曾经有一些迹象表明他是一个以自我为中心的人，但为什么我没有发现呢？"安一度很难接受利昂在自私的同时也具有一些好的品质（如"他很有趣，而且会带我出去玩"）。"我无法把这些想法整合在一起。"安强调说。

　　安的这种表现是抑郁症最常见的症状，那就是反刍的倾向。"反刍"（Ruminate）这个词来源于拉丁词"ruminart"，意思是"反复咀嚼"，就像一头奶牛反刍（咀嚼）它的食物一样。当我们反刍的时候，我们会一直在大脑

中重复思索一种消极的想法或记忆。我们可能会对自己说:

- 我忘不掉这件事;
- 我不理解为什么会发生这种事;
- 我想知道为什么这种事会发生在我身上;
- 我感觉太糟糕了,我很难不去想这件事有多么可怕;
- 这太不公平了,为什么是我遇到这种事?

研究表明,当问题出现后,那些反刍的人会更容易变得沮丧,或是沉浸在沮丧的情绪中。女性比男性更容易反刍。事实上,近期有一些研究表明,可能存在"反刍基因",所以,一些人可能天生就存在反刍的倾向。但好消息是,你可以做一些事来解决这个问题。

反刍和抑郁症

当你反刍的时候,你的关注点在自己身上,特别是自己的悲伤情绪、负面想法、伤痛和过去的经历。你一直在对自己抱怨,最终,你也会对他人抱怨,抱怨自己受到了多么糟糕的待遇,人生是多么不公平,或是你感觉自己是多么没价值和不如别人。有一位患者曾坐在我的办公室里,把她反刍的内容一条条说给我听——抱怨她的丈夫、老板、朋友、童年和抑郁情绪。另一位患者曾在我们会面的时候反刍他身体上的疼痛,从身体的一个部位说到另一个部位,然后开始反刍他的妻子对他有多么不公平。

有几点原因使反刍成为抑郁症的主要症状。第一,当你反刍时,你只关注负面信息。你在挖掘所有可以想到的糟糕的体验、情绪和感觉。第二,你所问的问题(像是"我有什么问题"或是"为什么是我")没有标准答案。关注这些无法回答的问题,会让你感到困惑和无助,然后让你更加抑郁。第三，你并没有针对你抱怨的事情采取行动，如"我不敢相信这件事真的发生了"，这只会让你更加沮丧和抑郁。第四，你在反刍的时候，没有融入外面的真实世界。你没有采取行动，而且你没有解决问题，也没有获得回报。你被困在你的大脑里。第五，你在反刍的时候，强调的是无助的感觉，而不是应对能力。你忽略了你实际上可以做一些事情，然后使生活发生变化。反刍的这些负面影响会让你觉得好奇，如果这会对我产生这么大的负面影响，那么为什么我要对自己做这件事呢？答案是，实际上你认为反刍正在帮助你。

反刍对你而言具有什么意义

当我们反刍的时候，我们认为自己可以回顾过去，能最终理解发生的一些事情。我们认为，我们能明白为什么某件事情会发生，而且，在面对带给我们痛苦的事情时，我们会好过一些，并且以后能避免再犯同样的错误。安想："如果我想明白为什么利昂和我分手，我就可以继续前进。"或是"我可以在另一段亲密关系中避免这个问题。"有些人反刍是因为，他们不信任过往的记忆。他们常认为自己最终能找到一个被忽略的关键细节，这个细节将帮助他们理解发生了什么，而且只有这样，他们才可以从过去发生的事情中走出来。"或许，我错过了什么。"安这样对我说。所以，反刍是你选择的策略，你试图想明白发生了什么，通过从过去发生的事件中吸取教训，准备好去解决未来可能发生的问题，并且理解你的经历。

以上这些目标有什么问题？首先，你没有实现这些目标所需的所有信息。即使你反刍几个星期，你也不知道其他人在想什么，或是他们向你隐瞒了什么事实。我们几乎永远不能确定为什么某个人做了某件事。其次，反刍不会帮助你从过去走出来，进而继续前进，它会把你困在过去。你会一直重播一部旧电影，而不是创造新的经验。

反刍和单纯反思过去有什么不同？难道我们不会想思考一下发生了什么，更加理解我们的生活，并且从我们或其他人犯下的错误中吸取教训吗？

反思对我们毫无意义吗？当然，反思会带来一些帮助，而且我们很聪明，我们可以基于经验反省和学习。反思帮助我们更加准确地判断未来，并且进行自我修正，那样我们就不会重复犯同样的错误。但是，反刍超出了反思的范围。当我们反刍时，我们被困住了，我们一直重复思考，大脑不停地运转，但毫无进展。

请看一下图 8-1，看看你是否能从中看到自己的影子。你是否假设"一切都应该说得通""人们应该按照一种方式行动""人生应该是公平的"或是"我需要理解"？那么，你可能会认为反刍是一个有用的心理工具，能帮助你获得真相、理解发生的一切和确定一些事，但是，它并不会为你解决任何问题。

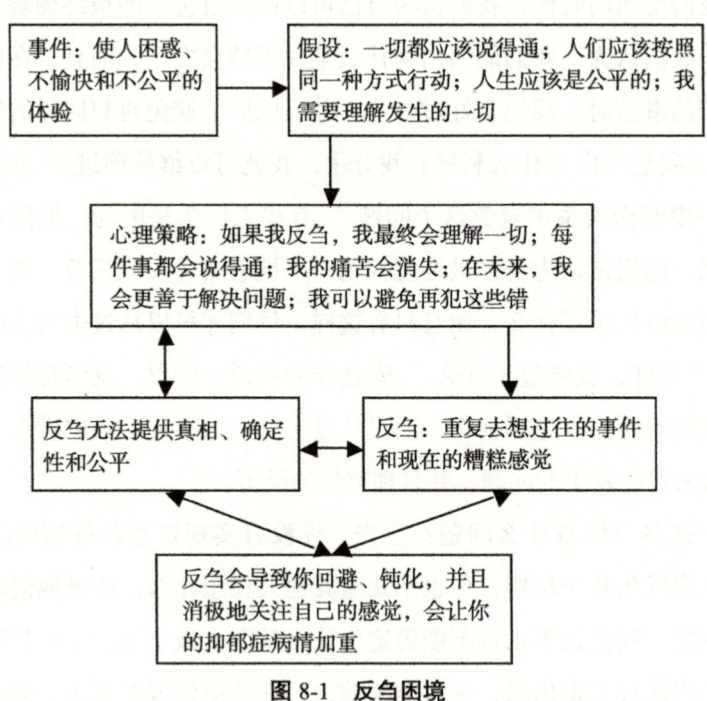

图 8-1　反刍困境

让我们来看一个例子，一个可能会让你陷入反刍困境的事件。让我们假设，你和男朋友分手了。这件事令你痛苦且困惑，然后你想着，一切都应该说得通，那么为什么这件事说不通？这个问题会出现是因为你假设这个世界应该这样运作：事情应该说得通，事情应该是公平的，人们不应该感觉矛盾。怎样才能让事情再次说得通呢？你决定运用你的反刍心理策略。如果你能够经常、仔细地回顾已经发生过的事情，或许就能逐渐理解它们，并且减轻你的困惑和痛苦。

你的思维不停地"奔跑"。但是，无论你反刍了多久，你都无法获得确定的答案或事情的真相，你依然是困惑的。所以你会反刍得越来越多。现在，你真的被困在了大脑里，你孤立、无助，最终变得抑郁。身陷反刍困境是预测一个人患抑郁症和持续抑郁的最好指标。

反刍对你有效吗

我们已经探讨过你希望从反刍中获得什么。你也可以问问自己，对你来说，反刍的不利之处是什么。对于安来说，反刍的不利之处是她被困在了过去，在反刍的时候，她会感觉抑郁、生气和焦虑，她很难享受自己的生活。对其他人来说，反刍的不利之处包括更多的自我批评、后悔、无法享受当下，以及易怒。对我来说，反刍就像是反复敲打自己的头，结果却是徒劳。

问问你自己，反刍的不利之处是否比有利之处更多。下一次，当你发现自己在反刍的时候，看看这样做你会不会感觉更好。问问你自己："这么做真的能帮到我吗？如果我继续反刍，我的状况会变得更好，还是更糟呢？"

如果你的结论是你的状况会变得更糟，那么你就可以开始用本章介绍的技巧来打破这个循环。

学会放手

你之所以一直反刍是因为你认为自己需要获得确定的答案和了解真相（而且你认为实际上你是可以获得这些的）。你认为你需要准确地知道到底发生了什么。"还有那么多问题没有答案,"安在提到利昂的时候总是这样说:"为什么他会说一套、做一套呢?"

不能确定为什么会发生这样的事情,或者甚至不知道发生了什么事情会有多糟糕呢?停下来想一想。如果安知道了为什么利昂做了那些事情,对她又有什么帮助呢?即使她得到了确定的答案,但当下的现实是他已经成为过去,他们的恋情已经结束了,她需要继续过自己的人生。获得有关于过去所存在的问题的答案无法帮助她过得更好。

看着后视镜无法帮助你抵达自己想去的地方。

容忍不确定性

想一想你已经接受的所有的不确定。当你在高速公路上开车时,你接受了不确定,你不知道某辆车是否会撞上你的车。当你和别人交流时,你接受了不确定,你不知道那个人会说些什么,而且,每天工作的时候你都接受了不确定。你接受不确定是因为你需要在一个真实的世界里生活。

大部分反刍者认为不确定性等于坏结果。但是,不确定性是中性的。我不知道明天会不会有飓风,但这并不意味着我需要躲在地下室里。反刍者有时候认为,获得确定性是有责任感的标志——"我需要知道为什么事情会发生,那样我才可以更好地照顾自己。"但是,这并不完全正确。照顾你自己的最佳方式是明确你的价值观,并且养成一种良好的生活习惯,这也就是本书正在帮助你实现的目标。

我们很难忍受事件及其原因的不确定性,同样,我们也很难忍受反复无常。安会一直说:"我不懂他怎么可以一会儿很体贴,一会儿又很冷淡。"她真正的意思是,她很难接受利昂的反复无常,利昂在不同的时候会令她有不同的感受。但是,不确定性是人类天性的一部分。人类是复杂多变的,我们会不停地改变我们的看法,体验着新的活动和可能性,而且会用不同的方式看待事物。安只想用一种方式看待事物——"利昂要么就是爱我,要么就是不爱我"，但是，这是不现实的。人们有复杂的感受，反刍不会改变这种复杂性。

接受你自身的矛盾情绪

事实是，在安和利昂交往时以及分手后，安一直对利昂怀有复杂的情感。当他们约会时，安感觉自己被利昂吸引，有时候享受他的陪伴，并且认为他很聪明。但是，在其他时候，她发现利昂不可靠、自私，而且易怒。安对利昂的矛盾的情感已经有很长一段时间了。他们分手的时候，她的矛盾心理以另一种方式被表现出来，她想念他，她感到困惑，这段感情已经终结了，她感到有些释然，但又很生气。安从自己的复杂情感中得到的矛盾信息让她很痛苦，因为她只想有一种感觉。

不能容忍自身的矛盾存在这样一个问题，那就是你告诉自己，你需要摆脱一种感觉，你需要让自己只有一种感觉。但是，你可能会对某个人有矛盾的感觉，因为你们之间的关系有点复杂。想一想你生命中的任何长期的友情或亲密关系。难道你对你最好的朋友、父母或同事没有复杂的情感吗？难道你对自己没有复杂的情感吗？你自身的某些方面是你喜欢的，某些方面是你不喜欢的，不是吗？充斥着复杂的情感表明可能你理解了亲密关系和人的复杂性。复杂的情感可能是现实的。

接受复杂的情感会有什么问题？安开始意识到，无论她反刍关于利昂的事情多久，她都会继续对自己和利昂怀有复杂的情感。但是，如果她接受矛盾标志着事情是复杂的，而且这段亲密关系是有利有弊的，那么她就会认识到复杂的情感是可以被接受的，而且，她反刍的一个原因是想摆脱复杂的情感，所以当她接受了复杂的情感的时候，她就可以摆脱反刍。

如果接受"既定"的现实，你会好过一些吗

我们常常会反刍，因为我们无法接受现实。我们就像一头反刍的奶牛，

咀嚼胃里的食物，一遍又一遍地咀嚼。你咀嚼得越多，你的感觉就越糟糕，你也就越不可能做积极的事情。我们之所以会一直反复思考是因为我们无法接受它。但是，"接受它"是什么意思呢？

让我们以安为例。她很难接受一些事情。她不能接受自己不知道为什么会分手，不能接受利昂有复杂的性格，不能接受分手这件对她来说不公平的事。她不能接受不确定，不能接受让她感到"出乎意料"的一切。安很难接受这些，至少，她是这么认为的。但是，接受现实意味着什么？

如果你接受现实，你就是在说："我弄清楚了现在的情况。"你承认了"既定"的东西。你不是在说这是公平的，或是你喜欢它，或是这不伤人。有一次，我在用力关上一扇窗户的时候夹到了自己的手指。这很痛。我可以坐下来对自己咕哝："我不敢相信自己这么蠢，竟然会在关窗户的时候夹到手指。"但是，这么做毫无意义。或者，我可以一直说："为什么是我遇到这种事？"但是，那也不会有帮助。我没有反刍，而是接受我很痛的事实，然后去了急救室，把我的手指固定在夹板上，然后在写作的时候学习用一只手打字。我可以选择反刍，也可以选择解决问题。我选择了解决问题。试着用受伤的手写作真的很痛苦，但是，这给了我利用自己的"药物"，运用"有益的不适感"和"成功的不完美"的机会。

现在，如果你决定接受现实，你就站在了起点。你可以说："好的。现在我在这里。我想去哪里呢？"安可以接受利昂做了这些事情，接受她感到受伤、难过和生气是有意义的，接受她现在没有男朋友，接受她有一些事情需要去做。

想一想你过去反刍过但现在不再反刍的事情。其中发生了什么变化？你只是接受了现实。然后，你决定生活在真实的世界里，创造新的现实，继续过你的生活。

为什么过去必须是有意义的

安之所以反刍是因为她要求"理解"所发生的事情。"有些事情我就是不懂。"她这样说。但是，为什么我们必须理解生活中的一切？让我们举一个小小的例子。让我们想象一下，你正开车行驶在高速公路上，你要赴一个非常重要的约会，而且你已经迟到了。有个人超了你的车，还把车开得歪歪扭扭。他向窗外挥手，冲着你和其他人尖叫。你的第一个想法是，他可能喝醉了，或是疯了。但是，这个时候，对你而言更重要的是想明白为什么他会这样做，还是赶去赴约？当我们反刍的时候，常常就是在试着理解发生在我们身上的事情。

但是，如果发生在你身上的一些事情真的让你想不通，又会有多么糟糕呢？如果安永远也想不明白为什么利昂会这么做，又如何呢？这会妨碍她拥有朋友、有效地工作，或是拥有另一段令她更满意的亲密关系吗？过去发生了一些你无法弄清楚的事情，那和你现在的生活又有多大的关系呢？

很多事情是没道理的，我们无须停下来思考这些事情；或者，即使我们停下来思考了，也不会太在意。反刍者似乎会假设，他们需要理解发生在自己身上的事情，他们认为这么做可以让他们放下过去的事。

但是，还有一种方法可以让我们放下过去的事情。你可以对自己说："发生这件事是没有意义的，它是不幸的，但是我需要继续过我的生活，就让这件事留在过去。"你可以和过去告别，然后继续走向人生的下个阶段。继续现在的生活可以让你放下过去。

事实上，你越是投入于现在的生活，越是专注于实现自己的目标，过去给你带来的影响就会越小。我还没有遇到过一个人会说："现在我拥有一段非常棒的亲密关系，我真的过得很快乐，我的工作很顺利，但是我需要想明白 10 年前为什么会发生一些事情。"如果你现在过着有意义的生活，理解过去就变得无关紧要了。

反刍能解决你的问题吗

因为安相信，反刍也许可以帮助她解决问题、获得信息，所以我问她："你一直在用反刍解决什么问题？"当然，解决的问题就是理解过去发生的事情。她静静地想了一会儿，然后承认道："没有任何进展。"我和她说，理解过去和现在过得更好可能无关。现在，她的生活中还有其他需要解决的问题吗？我问她："做什么会让你过得更好？"她说："我想，如果我对我的个人生活感觉更好，如果我更多地见我的朋友们，或是认识一些新朋友，我就会过得更好。"

打破反刍的一种方法是，重新定义你正尝试解决的问题。与反复地想过去发生的问题相比，我们可以更关注眼前的问题。以下是现在我们可以努力实现的一些常见目标：

- 更多地见朋友；
- 和一些新认识的人约会；
- 更活跃——去健身俱乐部、听演唱会、和别人见面；
- 更专注于工作。

安列出了一些目标，关于这些目标很棒的一点是，这可以让她清楚自己可以做些什么，而且今天就可以行动起来。她可以打电话给她的朋友，或是上一个交友网站，重新开始约会。她可以去健身俱乐部锻炼身体。如果你一直反刍无法解决的问题，你会感到沮丧和无助。当你停止反刍，转而在真实的世界里解决问题的时候，你立刻就会发现自己能完成一些事情。

我说："安，你是否可以在下一周做一个实验。当你发现自己在反刍的时候，你可以检查一下自己的情绪和评估一下自己的感觉吗？然后，当你完成自己刚才列出来的目标时，也评估一下你的情绪。你认为会有什么发现？"

安笑着说道："你知道答案是什么。"

我说："让我们拭目以待。"

安制订了一份行动计划，她每周去健身俱乐部三次，从那天晚上就开始。她会和五位朋友联系，开始制订一起吃晚餐和参加其他活动的计划，而且，她会写一份工作待办事项清单，开始面对她的拖延症，处理她一直在回避的事情。她不再无止境地在大脑里反刍，而是开始在真实的世界里采取行动，现在她感觉好多了。

设定时间限制

当然，理想的情况是完全停止反刍。但是，现在对你来说这可能无法做到。你可能感觉不知所措，就像闯进你脑海里的关于过去的想法停不下来一样。但是，即使你无法停止反刍，你也可以做些什么。有一件事情是有帮助的，那就是设定时间限制，如设定五分钟。你可以对自己说，我会给自己五分钟的时间来进行（无用的）反刍，五分钟过后我就要做别的事情了。

写下你反刍的内容也会给你带来一些启发。你会发现，自己在一遍又一遍地重复思考相同的想法。对你来说，这一点很关键，即实际上你并没有想出一些新的东西。请记录反刍的内容。回顾一下，问问自己是否错过了什么。（一些反刍者不相信自己的记忆，他们认为自己错过了什么。）我敢打赌，你将看到自己一遍又一遍地重复思考相同的想法和记忆。没有新的内容，只有一些相同的旧想法。你的大脑还在飞速运转，但你会惊讶地发现自己没有取得任何进步。

转移你的注意力

你一直在反刍，这只会让你感觉更糟糕。你的注意力一次只能集中在一个地方，仅仅是一个地方。所以现在，我想请你想一想反刍之外的其他事情，把你的注意力转移到其他地方。

但是，你可能会说："五分钟后，我要怎么把注意力从反刍转移到其他地方？那不可能！"我对安说，因为她的注意力使她一次只能关注一件事情，所以她可以把注意力放在其他东西或当下的体验上。我们从办公室里的普通物品（如书、油画、办公用品和灯）开始。"安，看看我的办公室，试着留意不同物品的颜色和形状。现在，告诉我你看到的不同的颜色，以及你是在哪里看到这些颜色的。"安开始描述绿色、蓝色、棕色等颜色的物品。然后，我让她描述办公室里的油画，我认为那些画很美。她描述了这些油画的颜色、外形和内容。然后，我问她："你留意到了吗，在过去的几分钟里，你完全没有反刍。"

你常会想，你的大脑被反刍控制住了。一旦开始反刍，你就无法停下来，它使你被困住了。但是，事实并非如此。你可以把注意力转移到你看到的东西、听到的声音，甚至你周围的气味上。你甚至可以拿出拥有不同气味的不同物品，闻一闻它们，然后试着描述它们的气味，而且，有意地把注意力从反刍转移到其他地方可以帮助你为反刍设定界限。

当你反刍的时候，你错过了什么

让我们想象一下，在接下来的两天里，你一直关注自己的大脑、你的想法、反刍的内容、后悔及其他各种感觉。我能保证两点，你会非常抑郁，而且非常无聊。你每时每刻都关注着自己的内心世界。你会坐在一张椅子上，留意脑海里出现的每个想法，然后问自己，这意味着什么？你的任务是理解发生在你生活里的每一件糟糕的事情。这意味着，你会把全部时间用于记住糟糕的事情，关注它们，在脑海中形成最糟糕记忆的画面，然后重温最不快乐的时刻，那样你就可以"把事情想明白"。你还会错过身边真正在发生的一切。这听起来像是让人痛苦的方法吗？是的。这就是你在反刍的时候所做的事情。

让我们想象一下，你在反刍的时候感觉非常痛苦，因此你可以跳过这个步骤。现在，让我们想象一下做一个不同的实验。在这个实验中，你关注外部的情况，你观察着身边的一切。例如，现在我坐在位于康涅狄格州乡下我家的书房里。看着窗外的时候，我留意到了树叶的颜色有了变化。树叶上只有一点淡淡的黄色，其他部分还是绿色的。现在是 9 月末，我走出屋子，空气很清新。我看到花园里的菊花，然后我抬头望着天空。头顶上飞过一只鹰，它从一侧滑行到另一侧，可能是在寻找猎物。这是美好的一天。我很高兴自己活着，而且这一场景让我充满了幸福感。

反刍之外的另一个选择是留意、观察和感受当下的真实世界，即使你不是身处在田园诗般的环境中，你也可以这么做。当你发现自己反刍的时候，你可以问问自己："此刻正在发生什么？我听到了什么，看到了什么，感觉到了什么？"让我们来看看，正念可以教给我们什么。

从你的想法退后一步

现在请你坐下来，开始反刍。你可以回想一段不愉快的记忆或经历，仔细地想。留意你的大脑是如何一直运转的，是如何重复思考消极的想法和问题的。请留意你是如何试着理解、弄清楚这些事情的，是如何探索事情的起因的。

你的大脑在过去和现在之间挣扎，寻找着答案。你在想："我的姐姐怎么可以说出那种话？"然后你开始反刍。你搜集其他情感受伤的记忆。你一直重复思考这些想法和画面，你认为它们是无法接受的、不公平的、可怕的。你的大脑一直在运转，运转得越来越复杂，然后你陷了进去。

留意你的大脑一直在想什么。它一直在积极地追寻那些想法和记忆，它一直在尝试理解已经发生的事情，它在评判、挣扎、抗议，要求得到答案和公平。你希望自己可以失去理智，但是它不会放过你，而且，你每天都在经历这种思维的噩梦。无论何时陷入反刍，你都会迷失在你的大脑里，被它控制，你不得不遵从它、回应它，根据它采取行动和做出判断，你没有生活在真实的世界里，没有生活在此时此刻。

你还有另一种选择，它叫"正念觉知"。当我们处于正念觉知状态时，我们只需要留意和观察。我们不去控制和评判。我们想到了一些什么，然后就这样释怀。

让我们观察你的呼吸。让自己安静地坐着。留意你的呼吸——吸气、呼气。将你的全部注意力放在你的呼吸上。一边留意着你的呼吸，一边让自己退后一步，观察它。可能你留意到你的注意力正在从呼吸转移到其他感觉或想法上。这时，你需要慢慢让注意力回到呼吸上，留意它的进出，留意它在哪里。不要试图控制你的呼吸，也不要评判它。它没有好坏之分，它只是呼吸而已。你是否留意到它在哪里，它将去往哪里？

就这样吸气、呼气10分钟。你没有试着完成任何事情，你正在留意。你退后了一步，正在观察。你慢慢地让注意力回到呼吸上，并且保持呼吸。你放弃了挣扎，现在你只是在觉知此刻。

当你留意到自己开始反刍时，远离你的想法，让想法消失，然后开始练习呼吸的正念觉知。暂时放下过去，放下想要理解过去的念头，让它消失，然后让注意力回到呼吸上。你的反刍会干扰你的觉知，让你从正念呼吸中分心。让反刍慢慢消失，让注意力回到呼吸上。某些时候，反刍会再次出现。你只需要再次慢慢地等它消失。你需要这样做多少次就做多少次。

当过去远离你直到消失的时候，留下的就是"此刻"，而且，在下一个时刻，"此刻"也会过去，它就像冲到岸上的海浪，一直反复地出现、消失。

接受闯进你脑海的想法

当你在反刍的过程中发生了什么的时候，一个关于过去或现在的消极想法会出现在你的脑海里，然后你认为自己应该注意这个想法。对安来说，"我无法理解为什么利昂会这样对待我"这个想法出现在了她的脑海里，然后她认为，自己必须把其他事情放到一边，先来解决这个问题。这个想法在说：

"注意我，我在这里。在我满意之前，你不能做其他任何事情。"她自愿成为了顺从这个想法的奴隶。

相反，如果你只是接受了突然产生的某个想法，情况会如何？如果你像对待呼吸那样，用正念觉知接受了它的存在，不被它驱使，也不和它对抗，会如何？想象自己对这个想法说："好的，我知道你在这里，但是我正忙着过我的生活，所以，请你坐下来，想做什么就做什么，如果我想的话，我会回来见你。"你可能无法摆脱这个想法，这些问题可能依然会出现在你的脑海里，但是你可以礼貌地、冷静地说："我听到了，但是我正忙着过我的生活。"

对于安来说，这是一个启示。她没想过，当这个消极想法在她的脑海里游走的时候，她也可以和朋友见面，去健身俱乐部，和其他男士约会，并且有效地工作。她认为，她必须让自己的生活停下来，直到她反刍够了为止。现在，她发现自己可以保留这个想法（在生活中为这个想法留出空间），同时继续在真实的世界里过真实的生活。

结　　论

抑郁症的一个标志可能是个体倾向于关注一个消极想法或一段消极经历，然后一遍又一遍地仔细回想。这种反刍只会延长你抑郁的时间，加重你的抑郁程度。我们已经探讨了你希望从反刍中获得什么，以及大脑不断地这样运转会让你在真实生活中失去什么。你认为，你需要知道为什么，你不能接受这件事，而且，你认为，如果你一直想下去，就能得到答案，但是，反刍不会让你得到答案。实际上，你能为自己做的最好的事情就是，接受不确定性、矛盾，甚至是不公平，这样你就可以停止挣扎，然后你才能过上真正属于你的生活。

我提出了许多打破反刍循环的方法。例如，你可以设定一个时间限制，那样你就不会一整天都在反刍。你可以考虑采取解决问题的有效行动，或者，如果无法解决这个问题，你就需要考虑采取有效的行动，解决其他可以解决的问题。你可以用正念呼吸练习将注意力从反刍转移到觉知此刻的呼吸上。你甚至可以扩大觉知，将闯进脑海中的想法容纳进来，不反抗它，也不遵从它的要求。

自我挫败会加剧抑郁症，学会应对反刍是停止自我挫败的关键。你需要发现自己的反刍思维，然后把注意力转移到正在发生的事情上，转移到行动上，转移到接受所发生的事情上，并且放手。留在此刻，让过往的事情过去。放弃对过去的执念，朝着真实的、你能把握的，而且今天就可以实现的目标前进。

挑战你的反刍

- 你倾向于反刍（即在脑海里一遍又一遍地重复思考一个消极的想法）吗？
- 你的反刍对你而言有什么意义？你希望从反刍中获得什么？
- 反刍的不利之处是什么？你留意到它会让你感觉焦虑或后悔吗？
- 要意识到你可以忍受不确定，可以接受你自己和别人身上的矛盾之处。
- 反刍是想理解过去发生的事情，但是为什么过去发生的事情一定是有道理的呢？接受现实会让你好过一些吗？
- 反刍可以解决你的问题吗？你在现实生活中可以解决其他什么问题吗？
- 如果你无法停止反刍，可以设定限制。设定五分钟的"反刍时间"。
- 写下你反刍的想法，看看你是如何一遍又一遍地重复这些想法的。
- 你的注意力一次只能放在一个地方。把注意力从反刍转移到别的事情上。
- 问问自己，当我在反刍时，错过了生活中的什么？
- 练习正念觉知，从想法中退后一步，观察想法出现和消失的过程。
- 当一个想法闯进脑海时，不要和它对抗，也不要遵从它。接受它的存在，然后继续过你的生活。

第 9 章
"我只是一个负担"：
如何让你的友谊带给你更多收获

罗莎（Rosa）因为失业陷入了抑郁，由此她开始孤立自己。上一次抑郁发作时，她也是这么做的，这对她的一段友谊带来了消极的影响。工作时，她会缩在自己的小隔间里，几乎不和别人说话。她说："和他们谈论我的生活，会让他们觉得无聊。他们拥有他们期望拥有的一切，而我什么也没有，他们怎么会想和我说话呢？"下班回到家之后，她会放纵自己大吃大喝，然后坐在电视机前看一些第二天几乎回想不起来的节目。但是，现在她一直待在家里，反刍着丢掉工作这件事，并感到抑郁、绝望和被排斥。她的感觉和很多失业的人一样，但是，现在她更加孤立自己了。我问她："你有没有打电话约某个朋友出来见面？"她回答："在你情绪低落的时候，没有人会希望接到你的电话。"

但是，罗莎有一个习惯，就是和男朋友在一起的时候会关注消极的事情。她会向男友寻求支持，希望得到肯定，但有时候她会漫无边际地抱怨生活中的一切。有时候，和她约会的男士会试着向她表示支持，但有时候对方会变得沮丧，然后不再给她打电话。这加剧了她的抑郁症，使她更多地反刍，而且让她更想孤立自己。

在描述罗莎的问题时，我不希望你得出"你永远不应该和别人分享你的感受（永远不要寻求别人的肯定）"这个结论。你是一个人，你需要得到支持，而且，我并不是在责怪你身陷抑郁这件事，那就违背了写本书的目的。

当你感觉抑郁的时候，你可能会发现自己正在和可能使你感觉更抑郁的人接触。我们的目标是，为你提供最佳的工具，帮助你克服抑郁症，其中就包括好好利用你的支持关系网络。虽然，你身边的人可以帮助你，但是，你可能需要诚实地面对自己，看看自己是否可以用一种更有效的方式和他们取得联系。

人际关系和抑郁症

许多抑郁的人在人际关系方面都存在严重的问题。抑郁症在那些独居、离婚、有人际关系冲突，以及在建立友谊方面有困难的人群中更加普遍。人际关系中的冲突和矛盾可能会导致你患上抑郁症。一段人际关系的终结，如离婚，会在很多方面对你产生影响：你失去了和伴侣一起分享有意义的经历的机会，你的经济状况可能会变得更糟，你的朋友圈子可能会缩小，而且你可能会把离婚归咎于自己。所有这些问题都是我们将在本章中探讨的问题。

但是，另一种看待方式是，抑郁症可能会引发人际关系上的冲突和矛盾。当你抑郁的时候，你可能更不愿意和朋友一起参加活动，你可能会避开他们、取消计划、不回电话，或是不出现。随着你的抑郁症减少了你和朋友之间的接触和互动，你的朋友可能会认为，你不再对他们感兴趣了。例如，罗莎的朋友邀请她吃晚餐和逛街，但她拒绝了朋友的邀请。她感觉自己没有什么有趣的事情可说。她经常这么做，以至于她的一些朋友不再联系她了，这就让她更加孤立自己。

另一种可能是，你的抑郁症可能会导致你更依赖你的朋友。可能你和朋友在一起的时候会抱怨很多。可能你会寻求帮助和肯定，却又不接受任何帮助。或者，可能你会从他们那里寻求过多的肯定，让他们很难应对。所以，你发现自己陷入了困境：你不想感到被孤立，但你也不想给别人增添负担。

你是一个令人沮丧的人吗

我们都希望在情绪低落的时候可以找朋友倾诉，但是，有时候我们可能在无意中让别人也变得情绪低落了。看一看以下这些"令人沮丧的人"的行为，你可以问问自己是否有哪一条听起来像是在描述你的情况。

- 我一直抱怨自己的感觉有多么糟糕。
- 我会抱怨我的伤痛。
- 我会抱怨别人如何不公平地对待我。
- 我对这个世界的总体看法是消极的。
- 我一遍又一遍地寻求安慰。
- 当我得到安慰后，我会拒绝接受。
- 我不回复电话、信件或电子邮件。
- 我会取消和朋友之间的约定。
- 我不主动和他人接触。
- 我不会问朋友们过得怎么样。
- 我不夸奖别人。
- 我会一直生闷气和退缩。

现在，让我们诚实地面对自己。我们都做过以上这些事情，因为我们是人类。但是，当你的情绪真的很低落的时候，你可能处在一个消极的轨道上，最后可能会让大家的情绪都变得低落。你需要朋友，你的朋友也需要你，但是，不断地抱怨和反刍生活中不顺利的事情只会让大家感觉更糟糕。我说这些话不是想让你对自己感觉更糟。我只是在建议，你可以改变自己的行为，让你的朋友能够从你这里收获更多。

让我们检查一下可能在无意中妨碍你做到这一点的想法和感觉。

我需要我的朋友理解我

这是一个合理的要求。当然你需要从朋友那获得认可和支持。实际上，获得认可（听到其他人关心你，而且知道这对你来说有多困难）是让你好起来的最重要的因素之一。当我们感觉自己可以表达情感，并且得到认可的时候，我们会觉得自己不是孤身一人。我们会觉得别人理解和关心自己。如果我们的朋友确实非常理解和关心我们，这就会对我们产生巨大的积极影响。我们相信，我们的感受是有道理的，我们发现自己不是孤身一人，别人也常会经历和我们一样的事情，而且我们常常更能理解情况的复杂性，想明白自己应该如何行动。表达和认可是关键，我们需要记住，这是一种关键需求。

正确看待这件事也很重要。有时候，我们会陷入一个"认可困境"，我们会反复抱怨事情有多么糟糕，然后又拒绝接受任何安慰或建议。我们这么做，极有可能使朋友疏远我们，也有可能过分关注事情糟糕的一面，而看不到任何能让情况有所好转的可能性。

有几种做法会让你在尝试得到认可时遇到麻烦。首先，你可能会认为你需要夸大你的遭遇，才能让人们相信事情真的很可怕，那样他们最终就会理解你的痛苦。例如，罗莎在失业的时候会告诉她的朋友，她正在面对一场灾难，这是她能想象到的最糟糕的事情。她会说："我不知道我要怎么活下去。"然后她会补充说："我的老板是魔鬼。我不敢相信像他这样的人还活在这个世界上。"从罗莎的角度看，这些是她的真心话，但这些话让她的朋友觉得，她对这种情况的反应太极端了并且难以理解。讽刺的是，夸大你的抱怨以获得认可可能会导致人们否定你。罗莎的一位朋友对她说："你需要控制一下自己的情绪。事情没那么糟糕。"当然，这让罗莎感觉更糟了。

其次，你可能对认可有很高的要求。你可能认为，你的朋友需要知道关于你的糟糕感觉的一切（你所遇到的问题的每一个细节），才能真正理解你或关心你。为了达到这个严苛的标准，你用抱怨"淹没"了你的朋友。罗莎会给朋友发送篇幅很长的电子邮件，详细讲述她的感觉，回顾过往发生的事件。想象一下，当她的朋友打开邮件时，看到有好几页内容，里面有罗莎和朋友之间的对话，还有其他朋友的评论，她的朋友会有什么感觉？罗莎的一些朋友不再联系她是因为，她一直因自己生活的琐事打扰他们，他们没有时间或精力回应她。

但是，你要怎么做才能走出认可困境？你需要问自己的第一件事就是：你持续地夸大和关注自己的糟糕境遇是否真的能获得他人的认可？有时候或许可以，但有时候或许会事与愿违。需要问自己的第二件事是：你对认可的期待是否过高？例如，如果你认为你的朋友需要知道每一个细节，才能理解你的错综复杂的处境，或是明白你正在经历艰难的时期，那么你就需要重新想一想。为什么他们必须知道一切？或许，如果他们只是知道你正在经历艰难的时期（而不知道每一个细节），他们不仅可以认可你，还可以帮助你正确地看待眼前的事情。

如果你对认可的期待太高，你最终可能会感到沮丧、生气，甚至对你的朋友充满敌意，而且即使你得到了认可，你可能也不会接受。与其评判你的朋友是否认可你，不如关注自己是如何表达自己的需求的，并且在与朋友的交流过程中更多地谈论积极的内容。我们将更深入地探讨如何做到这一点。

受害者困境

如果罗莎的朋友没有对她的问题表现出足够的兴趣，她会对朋友感到生气。她会说："你不关心我。"或者"你过得那么好，怎么可能理解我的处境呢？"罗莎陷入了受害者困境，她感觉整个世界都不站在她这一边，而且人们总是不公平地对待她。她会用对家人的抱怨淹没她的朋友——"我的母亲完全是一个自恋狂。她只关心她自己。"她还会抱怨她的同事——"我的老板偏爱洛兰（Lorraine）。他一直在告诉洛兰她做得有多好。"罗莎会因为无足轻重的小事感到被无视、冒犯和被羞辱。例如，某人没有为她开门，一家商店里的店员冷落了她，或是一位朋友没有立刻回复她的消息。每件事都有可能伤害她。罗莎正在变成一个"伤害收集者"。

现在，公平地说，这是罗莎的抑郁症的一种症状。她有一副"灰色眼镜"，她只看到别人对自己的消极意图和恶意。她在揣测别人的想法（如"她不喜欢我"），并且只关注低人一等的感觉（"她认为她比我好"）。罗莎不是偏执狂，但是，她的朋友开始想，她的抱怨是否太过分了。

事实是，罗莎的抑郁症让她感到被拒绝和羞辱，她的抑郁之心正在告诉她，没有人关心她。她感觉他们被孤立、不被爱和被抛弃了。她感觉自己非常孤独。罗莎正在向她的朋友求助并希望他们可以听到，但是，她求助的方式是抱怨、讲述自己受到的伤害、生气和拒绝接受别人的帮助。结果就是，她的朋友开始远离她。这让罗莎感到更抑郁了。

获得你需要的支持

如果你总是在不停地抱怨，现在先不要担心这一点，因为那是抑郁症的一个症状。对你而言，获得支持和认可，得到你需要的爱和关心非常重要，而且，感觉自己可以向朋友寻求支持也很重要。

我已经指出了一些你在寻求支持时存在问题的方法，即表现得像个受害者，拒绝接受他人的帮助，因为人们不理解自己而感到生气，一直闷闷不乐，以及夸大你的抱怨，让它们听起来像是灾难报道一般。这些策略是有问题的，因为它们可能会带来事与愿违的结果，并且让人们远离你。但是，你可以学习用一种合理的方式寻求帮助。

让我们来看一看一些简单的、有效的方法，它们可以帮助你获得你需要的支持。

学习如何寻求帮助

寻求帮助的一种方法是直接说出你的需要。"我正在度过一段艰难的时光，我在想是否可以稍微讲一讲我的感受。如果你能认真倾听，我真的会很感激你的。"这番话传递了一条信息——你没有表现得好像你有权这么做，而且你只需要占用对方的一点时间而不是几个小时。你正在为自己提出的要求设定限制。

另一种有效的寻求帮助的方式是，在讲述你的问题时表明你也在思考解决的办法。例如，罗莎可以说："我知道我已经沮丧（感到孤单，感觉自己不讨人喜欢）了很久，但是，我也在想可以做些什么来帮助自己。举例来说，我在考虑参加一个课程，走出家门，做更多的事情。我也在想，如何正确使用我正在学习的一些技巧，像是如何认识到我的一些消极想法太极端、太不合逻辑。"这就向倾听者传递了一条明确的信息，即你不仅仅是在向其寻求同情，你也在帮助自己。这是一种强有力的态度，因为你的朋友想支持你，但他们可能会想你是否真的准备自救。你可以既寻求帮助，同时也表明你愿意帮助自己，并在两者之间找到平衡。这会向你的朋友传递一条信息，即你没有完全依赖他们，他们想帮助你，但他们不想承担全部的责任。大家一起努力或许能做得更好。但是你要向他们表明，你正在努力帮助你自己。

认可给予你认可的人

当你感觉抑郁的时候，你需要在分享痛苦和不为别人增添痛苦之间找到平衡。做到这点很难，因为你正在经历挫折，你不想孤身一人。但是，另一方面，你又不想疏远自己拥有的为数不多的几个朋友。你能做什么？

当你和一位朋友谈论你经历的事情有多么糟糕时，需要温和并且清楚地表明，你知道你要求得太多，而且你很感激朋友能聆听你的烦恼，给予你支持。例如，罗莎可以对她的朋友贝齐（Betsy）说："我知道我一直在抱怨我的工作。我只是想说一说这个话题，因为我很需要你的支持。但是，我不希望给你增添负担。"

当我们情绪低落的时候，我们常常会非常渴望有人聆听自己的烦恼，而忽略了聆听者也需要认可。但是，我们不希望自己和关心自己的人之间的关系是单向的。罗莎找到了一种让她和朋友能够再次互相给予支持的方法。"有时候，聆听是很难的，"她对贝齐说，"我知道你为我付出了额外的时间和精力。我只是希望你知道我很感谢你所付出的一切。"罗莎说的这句话非常有影响力，因为她认可了贝齐一直以来的感受。贝齐知道罗莎需要向她倾诉自己的问题，但是，她也希望自己帮助罗莎的行为能得到认可。

相互交流非常重要，你需要让你的朋友表达自己的想法。"我谈论自己的问题已经有一会儿了，"罗莎对贝齐说，"我也想知道你过得怎么样。我不希望只有我在滔滔不绝地讲话。"这给了罗莎一个倾听他人的机会，也给了贝齐一些空间，让她能够表达自己的想法。罗莎继续问贝齐她的生活里发生了什么。"我知道，你和罗恩（Ron）之间的关系也时好时坏。和我说说，你们之间怎么样了？"这是一个很棒的邀请，能让她的朋友打开心门，反过来从罗莎这里获得支持。这样做也能帮助罗莎把注意力从自己的问题上移开，并且感觉自己可以为自己关心的人提供帮助和支持。

我向罗莎提出，这种互助（给予和得到）是维系友谊的有利因素，值得关注和称赞。后来有一次，罗莎对贝齐说："你知道吗，有你这个朋友真棒。你总是默默地支持我，我希望我也可以一直支持你。"

说出你的积极想法

有时候，我们在维护人际关系的过程中，可能会过度关注消极的方面。我们在互动过程中不停地抱怨，你可能甚至会感觉，除非有一个问题可以抱怨，否则你就无话可谈。我建议罗莎，她可以和朋友讨论她将要做的一些用来帮助自己的积极行为。"我已经决定重新开始，"罗莎对贝齐说："我会回到健身俱乐部，我真的下定决心要减肥，恢复身材。我也在考虑参加一个有关电影的课程。我不是想成为电影制作人，我只是觉得学习如何制作电影是一件很酷的事。"

罗莎正在说出她的积极想法，告诉她的朋友她正在做哪些积极的事情。她发现，当自己谈论积极的事情时，她的朋友会一直称赞她的新计划，而且她会感觉好很多。"听起来，你的情况开始变得好多了，"贝齐说，"我非常高兴听到你说要回到健身俱乐部，还要参加一个电影课程。我感觉我开始看到以前的罗莎了，那个快乐的罗莎。看到你再次发光发亮，我真的很高兴。"

当你的朋友发现你越来越投入积极的事情的时候，你也会感觉更有动力去做这些事。罗莎告诉我，她感觉更有动力去做积极的事情，那样她就可以和贝齐谈论这些事情。这是一个良性循环：做积极的事情，谈论积极的事情，然后因此而得到认可，这将激发她为自己做更多积极的事情。

如果你想讲述一个问题，请提出一个解决方案

有些人把精力都放在讲述自己遇到的问题上，而没有认识到，他们也可以找出解决问题的方法。你花了很多时间告诉你的朋友，你的感觉有多么糟糕，你有多么孤独，以及你有多么后悔，但是，你只是把问题悬置在那里，没有任何解决方法。然后，当你的朋友提出一个解决方案时，你却会忽略它。

解决问题是战胜抑郁症的一个重要方法。按照这个方法，你可以把抑郁症看成对生活中真实问题的一种无助感。你没有思考如何解决你的问题，而是关注问题本身，在头脑里反刍和夸大一切都是不可能的。

你能做什么？毕竟，你确实有实际的问题。你应该戴上快乐的面具，让自己相信一切都好吗？不。但是，让我们想象一下：每次当你和朋友谈论一个问题时，你也谈论可能的解决方案。例如，罗莎改变了和贝齐的谈话内容，她说："因为我丢了工作，所以我一直感到孤独，情绪低落，对自己感

觉很糟糕。有时候，我的心里真的很难受。但是，我也在想，我可以做些什么来让一切变好。我知道我不愿意主动打电话给别人，但是这可能是重新回归正常生活的一种方法。现在，我对能否找到一份新工作并不感到乐观，但是，我知道很多人都做到了。至少这值得一试。"

现在，想象一下你和贝齐的境遇相似。你的好朋友正在讲述一个真实存在的问题——抑郁症。但是，你的朋友也在谈论有效的解决方案。如果你是贝齐，你会觉得罗莎很棒，而且你会更多地鼓励她。"我非常高兴听到你说，你正在考虑更积极主动地找工作，"贝齐说，"你有很多优点，我确信你会找到一份很棒的工作。如果需要我帮忙，一定要告诉我。"

不要像你的敌人那样说话

一些抑郁的人会花很多时间把自己描述为"输家"或"失败者"，要么就是因为他们真的这么想，要么就是因为他们想让朋友帮助他们走出困境。这么做就像是和朋友一起坐下来，然后告诉对方，为什么她不应该在像你一样的失败者身上花时间一样。这是令人困惑的，也具有自我挫败的意味。首先，你当然不是一个失败者。你只是感到抑郁，并正在努力让自己好过一些。其次，经常在朋友面前批评自己只会把他们赶跑。最后，他们会对安慰你感到厌倦，并且远离你。

如果和好朋友在一起时，你是自己的敌人，那么你就需要问问自己，你认为自己将得到什么。你可能会说："我必须诚实地面对我的感觉。"这可能是真的。说你感到抑郁是诚实地说出了你的感觉，但是给自己贴上"傻瓜"的标签就是一种扭曲的思想，而并非事实，这么做对你没有任何好处。这只会让你更多地反刍事情有多么糟糕，然后赶跑你的朋友。

除了成为自己的敌人外，你还可以选择成为自己最好的朋友。例如，罗莎一直在抱怨自己有多笨，以至于丢了工作。谁会愿意听到一个人贬低自己的朋友呢？罗莎的新角色是，在和朋友说话时，要表现得她像是自己最好的朋友一样。现在罗莎对贝齐说："我知道丢了工作让我很难受，但是，或许长期来看这是最好的结果。我一直在贬低自己，认为自己是一个傻瓜。但是，我意识到，我们都会犯错，而且我需要给予自己更多的支持。"

这么做很棒的一点是，你开始意识到自己可以支持自己，你可以找到其他选择，你真正的朋友会非常高兴地支持能够帮助自己的你。当你和最好的朋友交谈时，如果你能做自己最好的朋友，你就永远不会犯错。

积极地参与活动并和朋友积极地相处

像我见过的许多抑郁的人一样，罗莎在抑郁的时候倾向于孤立自己。她的朋友会给她发电子邮件、打电话，但是她不会回复。"我出现的话，会让其他人也情绪低落。在我感觉好一些之前，我不想见任何人。"你可能认为，当你见到朋友时，你唯一可以做的事情就是关注自己的感觉有多糟糕。所以，你预测，你会和你的朋友一起陷入情绪的低谷。但是，情况不一定如此。

我建议罗莎和朋友计划参加一些积极的活动，那样她们见面的时候就不会只是抱怨："为什么不和朋友约个时间，一起做点有趣的事情？"罗莎想了想，决定试一试。她打电话给她的朋友，说道："嘿，贝齐。我知道我们很长时间没有联系了。我很抱歉。但是，我想去看之前我们讨论过的那场电影。下周我们一起去看怎么样？"

现在，罗莎和朋友一起参加的活动将成为她"积极活动"的一部分，这有助于她进行自救。我建议罗莎尽可能和朋友计划去做新的、有趣的事情，因为这么做将一石二鸟。首先，和朋友在一起的时候，她就不太会过度关注自己的消极情绪。其次，她可以参加令人愉快的活动，这可以改善她的情绪。这对罗莎和她的朋友来说，是一种双赢。她开始计划可以和朋友一起参加的活动——看电影、参观博物馆、开车兜风、购物、围绕着城市骑行。朋友对罗莎的印象开始改变，现在罗莎是一个会做有趣事情的人，所以她能够再次融入朋友的圈子，成为其中的一员。

尊重朋友提出的建议

抑郁的人常常会告诉朋友他们的经历有多么糟糕，并向朋友寻求建议，然后拒绝听取一切建议。罗莎也是如此。她会向贝齐抱怨自己的感觉有多么糟糕，贝齐会向罗莎提出她可以如何帮助自己，然后罗莎会说："你不明白这对我来说有多难。"罗莎真实地表达了自己的想法，但是她让贝齐感到很沮丧。最终，贝齐可能会远离罗莎，而那只会让罗莎更加孤立自己并且更抑郁。

我建议罗莎，即使她没有准备好接受朋友提出的建议，她也应该"尊重"朋友。下一次见到贝齐时，罗莎也许可以这么说："贝齐，谢谢你努力帮助我。我真的很感谢你提出的建议。现在，我很难按照这些建议来行动，但是，我知道我需要做出一些改变。我准备好好想一想你说的话。"即使罗莎诚实地告诉贝齐，现在她很难按照她的建议去做，至少贝齐也能感到罗莎尊重她提出来的建议。这会让贝齐更愿意和罗莎见面，并且继续支持她。

成为大团体的一员

在过去的 30 年里，我们的社会出现了一种不幸的情况，那就是人们对像俱乐部、联盟和兴趣小组这样的组织的参与度降低了。我们正在变成孤立的个体。罗莎也一样。她会独自坐在公寓里，闷闷不乐地想着自己的状况有多么糟糕。在治疗的过程中，罗莎的状况逐渐有所改善，我建议她通过参加一个组织或兴趣小组来和别人建立联系。

我们开始制作一份清单，在上面列出了罗莎可以参加的活动团体：自行车俱乐部、远足俱乐部、动物收容所（她喜欢猫）、读书小组、环保行动小组，以及大学校友组织等。这些活动团体的优势是，它们长期存在并且会定期举办活动，你会遇到与你拥有类似的兴趣和价值观的人，你甚至会感到自己的生活有了更多目标。我告诉罗莎，我的一位朋友丹（Dan）容易抑郁症发作，他开始在自己所在的教堂创办的收容所里当志愿者。"这是我做过最棒的事情之一，"丹告诉我，"我觉得我对这些人真的很重要，而且，我意识到别人的生活有多么艰难。这让我感觉自己非常幸运。"

有一种方法可以让你对自己和自己的生活感觉很棒，那就是帮助其他人，让他们对自己的生活感觉很棒，而且超越自我批评的一种方法是建立一个大于自我的世界。我的一位患者每年都会寄一张圣诞贺卡给我，来让我了解他的生活。现在，他在非常活跃地参加"仁人家园"的活动，在这个活动中他会帮助贫困人群找到住所。他也非常活跃地参加教会和大学校友组织的活动。比起孤立地生活，现在他的世界更大、更有意义。

当我们帮助别人找到生活的目标时，我们也会找到生活的目标。对罗莎来说，这是黄金法则。她也响应了这个理念，开始辅导一位在学习中遇到困难的小女孩。罗莎热泪盈眶地告诉我："每天我起床的时候，都会感觉我对某个人很重要。现在，我的生活更有意义了。"她的生活发生了多么大的变化啊！一开始，她感觉自己是朋友的负担，现在，她觉得自己对一个不久前还完全陌生的人来说很重要。

结　　论

我必须坦白，我对要不要在本书里加入本章的关于成为朋友负担的内容有些犹豫。你可能也会这么想，并因此批评和孤立自己。但是，我也意识到，为你提供一些强大的、有用的工具，帮助你更好地经营友谊，将会帮助你有效改善抑郁的症状。

有时候，我们确实互相需要，那是人性的一部分。但是，我们也想更好地和朋友交往，为他们带来更多的帮助，并且在自己寻求帮助时，真正开始自我帮助。我特别喜欢一个主意，那就是谈论你正在做的、能帮助自己的、积极的事情。它能让你变得更强大，而且听到你正在照顾自己对你的朋友而言也是一种回报。

　　试着想一想，如何在求助和认可给予你认可的人之间找到平衡。帮助你自己，也帮助你的朋友，才能使你们成为更好的朋友。此外，当你情绪低落时，不要孤立自己，当我的朋友正在经历艰难的时光时，我会想要给予其支持。这是最好的巩固友谊的方式。

建立更有收获的友谊

- 你的抑郁症对你的友谊产生了什么影响？你正在孤立自己，或是对朋友要求太多吗？
- 问问自己，你是否表现得像一个令人沮丧的人一样，而且无意间让别人也变得情绪低落？
- 走出"认可困境"和"受害者困境"。
- 学习运用有益的方法，寻求你需要的帮助。
- 认可你的支持者：让朋友们知道你很在意他们的支持，而且你也想支持他们。
- 说出你的积极想法，也就是那些你所做的帮助自己的事。
- 如果你对一位朋友讲述一个问题，那么也和其探讨可能的解决方案。
- 不要成为自己最糟糕的敌人。在你的朋友面前不断批评自己可能会让他们反感，也会让你感觉更糟糕。
- 计划参加一些积极的活动，由此你和朋友见面时就不会只想抱怨一切事物。
- 尊重朋友提出的建议。不要寻求帮助，然后又拒绝接受朋友的帮助。
- 成为大的活动团体的一分子。

第 10 章

"我不能忍受独自一人"：
如何战胜你的孤独

玛丽亚（Maria）已经被抑郁症折磨了两年多，但最近情况变得更糟糕了。她和里克（Rick）之间的亲密关系破裂了，现在她变得更孤僻了。玛丽亚和里克之间的关系并不是很亲密，他们每个月见两次面。里克专心致志地工作，而且他和玛丽亚在一起的时候似乎没有投入太多的感情。但现在，这段亲密关系终结了，玛丽亚变得更抑郁了。

玛丽亚的孤僻是抑郁症的一种常见症状，但是，远离别人可能会让你的抑郁症加剧。当玛丽亚独自在家的时候，她感到孤独，但她在工作的时候，也感觉非常孤独。她大部分时间都待在公寓里，想着自己的生活有多么空虚。尽管她已经在这座城市里生活了将近七年，但她的朋友很少。在办公室的时候，她不和别人打交道，因为她觉得没人会真的想和她交谈。别人似乎都过得很好，她们去餐厅吃饭、去看电影、去俱乐部、去旅行、和男朋友见面。但是，玛丽亚被困在了这个国家最大的城市的中心，她无法主动和别人交谈，无法和别人见面，也找不到人共度时光。

在家的时候，她会喝一杯红酒来赶走一直折磨着她的这种孤独、空虚的感觉。她会点外卖，因为做饭对她来说就像是经历一场严峻的考验一样，而且她会说："为什么要做饭呢？"她坐在公寓里的时候，头脑里充满了阴暗、抑郁的想法，这些想法一直提醒着她，她的生活有多么糟糕。"我坐在电视机前，没办法集中精力，"她告诉我，"我一直在想，我会永远孤独下去，而且我这么孤独，这说明我是个失败者。"睡觉前，她总是喝三杯红酒，吃很多垃圾食品来让自己冷静下来。然后，她会认为自己更糟糕了。

在抑郁的时候，我们常会感觉自己对他人来说毫无价值，所以我们可能会孤立自己。玛丽亚的症状——把自己隔绝在公寓里反刍发生的事情有多么糟糕然后感觉自己深陷在困境和孤独中无法自拔——在抑郁症患者当中非常典型。实际上，孤独会让你的抑郁持续多年，而且自相矛盾的是，抑郁症会导致你花更多的时间一个人待着。独处有时候是一件好事，它能让你给自己时间进行反思。但是，当你抑郁的时候，独处会让你产生孤独、被拒绝，以及绝望的感觉。这些想法和感觉会让你害怕再次被他人拒绝。由于你对被拒绝变得更加敏感，你就会更少主动和别人交谈，更少和自己仅有的几个朋友见面。

幸运的是，你可以立刻采取行动，消除你的孤独感。让我们先来看看你可能持有的一些关于独处的信念。

关于独自一人的常见迷思

到现在为止，你可能已经知道了你的抑郁症会如何扭曲你的想法，让一切看起来灰暗至极。如果你已经变得孤僻，而且因此感到绝望，可能你已经受到了一些扭曲印象的影响，使你曲解了孤独感（如果你想改变的话，可以立刻行动）。抑郁症患者常常抱有关于什么是孤独感的错误信念，如下所示。

认识别人很难

"认识别人太难了。"玛丽亚说道，她在真正开始尝试之前就感觉被打败了。这句话你曾经说过几次？你这样想可能是因为你还没有认识许多人，但是，这很有可能是因为你还没有尝试过最有效的方法。玛丽亚也不例外，她持有这个自我挫败的信念，并且认为自己几乎不可能认识别人。"在读大学的时候，至少我可以在宿舍里结识一些人。但是，现在城市里的每个人都是匿名的，而且没有人看起来很友好。"她说。认识别人似乎成了一个无法跨越的障碍，但在我看来，去结识别人似乎就是能让玛丽亚感觉充满能量、消除孤独感的关键。我们的工作就是帮助玛丽亚。

"你认为，每天你在街上和办公大楼里能看到多少人？"我问她。

"我从没想过这一点。"她很快回答道，并且有一点好奇。

"好的，现在让我们一起来想一想。你从公交车站走到我的办公室，这一路你在人行道上会看到多少人？"

"可能有 100 人。"

"电梯里有别人吗？"

"是的，有两位男士，还有一位比我稍微年长一些的女士。"

"如果你在我们会面结束之后去巴诺书店，你认为会在那里看到多少人？"

"我不知道，可能还会看到 50 个人。"

"好的，所以在几个小时里，你可以看到至少 150 个人。现在，我肯定你不会相信我接下来要说的话。如果你真的下定了决心，你就可以认识其中的任何一个人。"

"什么？走向一个陌生人，然后开始搭话？"

"就是这样。"

"但是，那不可能。"她强调说。

"如果我给你 100 万美元，你能做到吗？"

"当然，但是你不会给我 100 万美元。"

"你是对的。但是，你已经承认，你认为不可能的事情是有可能发生的。现在，我会给它定个价。如果这样做你就能获得快乐，那么你能走向某个人，然后开始和他说话吗？"

"但是，这太难了！"

"这或许真的很难。但是，这不是不可能的。让我们慢慢来。让我们来谈谈你下周的计划。现在，闭上你的眼睛。我的眼睛是什么颜色的？"

"我不知道。"

"是的。你没有留意你眼前的东西。我的领带是什么颜色的？"

"我还是不知道。"

"好了，你可以睁开眼睛了。我的眼睛是棕色的，我的领带是蓝灰色的。你需要留心周围的事物，那样人们才有机会接触你。现在，我希望你留意自己看到的每位男士的眼睛的颜色，无论是在街上走着的，在电梯里站着的，在等地铁的，还是在餐馆门口排队的男士。"

"你的意思是让我看着他们的眼睛？"

"是的。我会告诉你原因。你可能会对接下来的事实感到很惊讶，但是，大部分男士都对拒绝很敏感，就像你一样。但是，如果他们看到你正在看着他们，他们可能会认为你是友好的。好的。以下是另一项家庭作业。试着去留意周围有没有人正在看着你。如果有，就看着他们的眼睛。"

令玛丽亚感到惊讶的是，在接下来的那个月里，人们开始更多地和她交谈。几位男士显然对她很感兴趣。她和他们交换了电话号码，然后约会了几次。她发现，其中有一位男士曾在他们的教会活动中见过她，但是，他没有勇气和她搭话。她没有意识到，其实很多男士也很害羞。

我让另一位女士蒂娜（Tina）做了同样的事情。这位女士认为，男人都是自恋狂。当然，讽刺的是，她正在和我——一个男人——交谈。我让她留意观察男性或女性做出的善意或礼貌的举动。第二周，蒂娜告诉我，她留意到有一位女士推着婴儿车，有一位男士和一位女士外出遛狗，有人为别人扶住门，有人给一个无家可归的人一些钱，有人说"谢谢你"，还有几个人祝她度过美好的一天。在这些人中，一些是男士，一些是女士。她也告诉我，她参加了一场派对，并在派对上和一位刚认识的男士交谈，他向她描述了自己参加的一些志愿者工作。寻找善行可以帮助你发现富有爱心的人，你只有观察、发现他们，才能认识他们。你的周围有许多善行，你只需要睁开眼睛，你的心就会找到它们。

孤独和害羞的人常会认为自己无法接近陌生人。就好像某个地方有一本规则之书，规定你只可以做哪些事情一样。这本规则之书是谁写的？可能它只存在于你的脑海里。庆幸的是，我不相信那条规则。在 23 年前，我在纽约地铁站等地铁，我看到一位非常有魅力的女士站在那里。我上了地铁，对她说："我知道这听起来有点难为情，因为你并不认识我，但是，我想和你多说说话。这是我的名片，也许我可以打给你。"她把她的电话号码给了我，我打给了她。至今，我和这位女士已经结婚 22 年了。幸好我不相信"不能接近陌生人"的规则。

如果你独自一人，你就一定是悲惨的

玛利亚说："如果我独自一人，我就会感觉非常悲惨。"对于孤独的人来说，这是一种典型的心理困境——如果你孤身一个，你就必须难过、反刍，并且感到痛苦。为什么会那样？

答案很简单：因为，像玛丽亚一样，当你独自一人时，你的大脑里全是关于自己和自己的状况的消极想法。你独自一人坐在那里，那个高谈阔论的自我批评家对你大喊大叫道："你是个失败者。你会永远孤独下去。你什么事情也做不好。没有人爱你。你的生活糟透了。"

讽刺的是，当你像这样独处的时候，实际上有人和你在一起，就是你的那位"批评家"。想象一下，如果你每天都邀请某个人到你家做客，然后他站在你面前对你说："你是个失败者。"你会有什么感觉？就像你现在的感觉一样——悲惨。

在你坐在家里，深陷抑郁思维之前，为了改变你对独自一人的看法，我们将列出所有你可能产生的消极想法，并且制订计划，挑战它们。表 10-1 展示了玛丽亚想出来的一些消极想法以及针对这些消极想法的有益想法。

表 10-1　玛丽亚对独自一人的新观点

消极的想法	有益的想法
你独自一人是因为你是个失败者	你独自一人是因为你还没有采取行动和别人建立联系。你现在就可以开始付诸行动。你不是个失败者，因为你拥有那么多你希望朋友具备的品质。实际上，你自己可能就是你在寻找的那个人
你会永远孤独下去	现在你不是孤身一人。你和同事一起工作，你还有家人、朋友。如果你采取主动的策略，你今天就可以开始构建你的支持关系网络
你什么事情都做不好	这是非黑即白思维。把你在人生中做过的对的事情都列出来。每个人都会犯错，但那不意味着你什么事情也做不好。想想你的好朋友会如何评价你
生活糟透了	有时候，你会感觉生活糟透了。但是，生活是由你创造出来的。每天你都有机会参加积极的活动，和别人交往。即使你感觉生活很糟糕，如果你制订了计划，如果你愿意尝试新事物，愿意冒险，你也可以做一些积极的事情

　　另一件有帮助的事情就是，在你可能独自一人度过的时间段内安排一些活动。例如，对很多单身人士来说，周末独自一人度过很难熬。所以，你需要提前制订计划，寻找你可能想参与的事情，你可以上网、看杂志，问问朋友们最近有什么文化活动、组织活动、社区活动、志愿工作、在动物收容所当志愿者、参加课程，以及尝试一些新事物。

　　如果晚上你独自一人，而且情绪低落，那么从你的"回报菜单"中为自己点一些什么。例如，玛丽亚点上蜡烛，洗了美美的泡泡浴。她听了舒缓美妙的音乐，还租了一部自己一直想看的电影录像带。她还发了几封邮件，登录了几个可以认识新朋友的网站。在独处时也可以享受愉快的时光，你可以宠爱自己，让自己成为自己最好的约会对象和最好的朋友。

做自己最好的朋友

正如我提过的，当你独自一人且感到孤独的时候，你可能在用一些消极想法攻击自己，如你是个失败者，你会永远孤独下去，以及你什么事情都做不好。我已经介绍了一些应对这些消极想法的方法，但是，我们需要更进一步。我们需要让你成为自己最好的朋友。

现在是周六的晚上，你独自一人坐在公寓里。没有约会，没有任何计划，你的情绪真的很低落。你的自我批评家正在敲着通向你大脑的门，你开始感到焦虑并害怕这将成为另一个可怕的充斥着孤独和悲伤的夜晚。你可以做些什么？

答案是：你需要好好地陪伴自己。我的意思是你可以想一想你最好的、最温暖的、最慷慨的朋友会对你说什么。她一定不会像你的自我批评家那样和你讲话。她一定不会预测你将面对最坏的情况。那她会说些什么？

让我们看看你和你最好朋友之间的对话会如何。想象一下你和你自己正在进行一场角色扮演，你扮演两个角色——你和你最好的朋友。

你：我感觉很沮丧。我好孤独，我受不了了。

你最好的朋友：你没有理由感觉沮丧，因为我会时刻陪伴着你。实际上，你是我生活中最有趣的那个人。我一直惦记着你。我爱你爱的东西。我永远在这里支持你。所以，请依靠我吧。

你：可是，你只存在于我的想象中。

你最好的朋友：孤独和自我批评也是你想象中的一部分。但是，我关心你，永远站在你这一边，而且，我可以告诉你一些真的很重要、很棒的事。你还记得你在你的朋友杰克（Jack）失业的时候帮助过他吗？我记得。他真的感觉你在支持他。所以，现在轮到我了，我将代表所有你善待过的人，在你的身边支持你。

你：但是，我要怎么享受独处的时光呢？

你最好的朋友：好的，让我们想象一下，你在和我——你最好的朋友——交谈。让我们回忆一下你做过和经历过的美好的事情。你还记得有一次你开车去乡

（续）

下看秋天的树叶吗？那些树叶非常美丽，枫叶是红色和橙色的，天空清澈而晴朗。你可以闻到木头燃烧的味道，闻到周围人家烟囱里冒出来的烟味。你还记得那一天吗？

你：是的，那很美。

你最好的朋友：让我们想一想你想看的最美妙的电影和你想读的那些书吧。有那么多美好的事情值得期待。你现在就可以下载音乐和播客①，而且可以在任何时候、任何地方聆听最动听的音乐，这不是很棒吗？一切都可以用手指来实现，这太不可思议了。我们太幸运了。

你：你是怎么知道这些事情的？

你最好的朋友：我一直和你在一起。我是你最好的朋友。你只需要暂停片刻，就会知道我在你心里，永远站在你这一边。你只需要听我说，我就会在你身边支持你。

只有失败者才孤身一人

玛丽亚告诉我："只有失败者才孤身一人。"孤独的人常会持有这种信念，并认为孤身一人标志着自己有一些可怕的缺陷。但我们可以思考一下这条信念的逻辑。每个结过婚的人都曾经孤身一人。后来，他或她遇到了另一个人。因此，所有结过婚的人曾经都是失败者，而且他们和失败者结了婚。但是，他们一结婚，就变成了成功者，就像是被施了魔法一样！

我们所有人在某些时候都是孤身一人，对于有些人来说，这种状态会保持一段时间。在早些年间，因为学术工作的需要，我在北美洲的好几个城市

---

① 播客是数字广播技术的一种，录制网络广播或类似网络声讯的节目，人们可将网上的广播节目下载到自己的 iPod、MP3 播放器或其他便携式电子播放器中随身收听，而不必端坐在电脑前，也不必实时收听。——译者注

里生活过。所以，每当我搬去一个新地方的时候，我都是独自一人。在我结交新的朋友，以及找到伴侣之前，我都是独自一人。难道那意味着当我抵达加拿大的温哥华，下了飞机后，加拿大的海关官员看了我的护照之后对我说："像你这样一个失败者，来这个好地方做什么？"我认为这是不可能的。

独自一人的情况有时候只是暂时的，可能第二天这种处境就会改变，而有时候这种情况会持续更久。无论是哪种情况，对我们来说都是无关紧要的。但是，玛丽亚认为，独自一人在某种程度上代表着她低人一等。她说："这是一个情侣的世界。"但是，如果我们更仔细地想一想，就会明白这个世界上有不快乐的情侣，也有快乐的单身人士。"你是对的，"玛丽亚说，"我的朋友瓦莱丽（Valerie）好像相当满足。她有工作，有朋友，有自己的兴趣和爱好。她不像一个失败者。我当然也不会觉得她是一个失败者。"

但是，这些都无法证明，玛丽亚不是一个失败者。如果她生活得很糟糕呢？我们决定更深入地探讨一下这个话题。我说："玛丽亚，你是怎么定义失败者的？"

"一个什么也没有的人。"

"好的。假设你正在找一个新朋友，你希望她拥有哪些特质？"

"我希望她聪明，对知识感兴趣，精力充沛，善于聆听。我可以继续说下去，但我只是希望她不会评判其他人。"

"玛丽亚，你拥有其中的一些特质吗？"

她微笑着看着我说："好吧。你说对了。我猜我有其中的一些特质。"

"所以你在寻找一个像你一样的人吗？"

"是的。但是，这太难了。"

"既然你想认识像自己一样的人，那么你为什么要把自己看作一个失败者呢？这两者不矛盾吗？"

"嗯。"她一边快乐地自我反省，一边说道。

是的，在这个世界上有一些很棒的人正孤身一人。你可能就是其中之一。

你不能一个人做任何事

玛丽亚感觉自己无法做自己喜欢的事情，因为她没有伙伴，她说："我不能自己一个人去做那些事情，我必须和其他人一起。"这是你可以做出的最让人无力的假设，即因为你独自一人，所以你被"囚禁"在了你的公寓里。"我不能自己去看电影或表演。那是为情侣准备的活动。"玛丽亚感觉，如果自己去了电影院，就会显得很突兀，她说："人们看到我以后会觉得我很可怜。即使没有人留意到我，我也会感觉独自外出太尴尬了。"因为玛丽亚认为，自己独自一人的时候不能做这些事情，所以她"不能"去看电影、参观博物馆、听演唱会、听讲座、看体育比赛，或是去餐厅吃饭。因为她给自己设定了这条规则，所以她的世界越来越小了。

我们一起反思了这条规则。我问她："你认为自己不能独自外出，结果是什么？"

玛丽亚停顿了一下，然后说："我不能享受城市里的生活，我感觉很压抑，很难受。"

"独自一人做这些事情有益处吗？"我问她。

"如果我能做这些事情，或许我能更享受生活。或许我会更少地感到无助和压抑。但是，一个人做这些事情太难了，这会让我很难为情。"

"是的，我猜这也许很难。但是，有没有可能某项活动本身是令人享受的呢？例如，如果你独自去看电影，有没有可能你享受看电影本身？或者，如果你独自去听一场讲座，有没有可能遇到新朋友？"

我回忆起几年前我还是单身的时候，我会独自一人去看电影、看戏剧、听独奏会、看舞蹈表演，以及听讲座，当时我感到无拘无束。我和玛丽亚分享了这些经历，她说："因为你是男人，所以这对你来说没什么。女人独自外出就会显得很可怜。"

"真的吗？"我说道，我想让她意识到这是一种带有性别歧视的观点，而且是一种消极地看待事物的方式，我又对她说："谁规定了，男人可以独自去看电影，但是女人不可以？"

"好吧，"她说道，"男人能做的事情，女人也能做。"

"我想，我们达成了共识。"我回答道。

我们制作了一份清单，在其中列出了玛丽亚可以独自去参加的一些活动。第一，我知道玛丽亚的头脑里充满了消极的想法，她认为自己不能独自做这些事情，所以我让玛丽亚留意是否还有其他独自参加活动的人。所以，她去了商场，决定试一试一个人看一场电影，而且她还在一场戏剧开演前的最后几分钟里买了一张门票。电影院和剧院的大部分人都有伴，但也有一些人是独自一人，她不是唯一的一个。第二，我让她想一想，一个愿意独自做一些事情的人具有哪些积极的特质。她回答道："可能他们有自信，可能独自做事的女人思想解放、内心强大，可能她们不想因为没有人陪自己而被困住。"第三，我们讨论了独自一人的好处。"可能更容易认识新朋友，"她说道，"我可以和别人搭话。可能男士会觉得我更容易接近。"随着玛丽亚开始独自一人参加一些活动，她确实更享受自己的生活了，她的抑郁程度减轻了，而且她开始和陌生人交谈。当她开始和其他人交谈后，他们似乎就不那么陌生了。

建立新的关系

相比 50 年前，如今人们觉得更焦虑和抑郁是因为，我们和他人之间的联系减少了。罗伯特·帕特南（Robert Putnam）在他的作品《独自打保龄球》（*Bowling Alone*）中探讨了这段时期团体活动参与度下降的问题，他发现，人们更少参与教会团体、家长教师协会、当地组织、工会和邻里组织的活动。我们也倾向于更频繁地搬家和换工作，以及和陪伴我们一起长大的人或认识一段时间的人断了联系。相互之间联系的减少导致人们感觉更加孤独，更少有机会和别人分享我们的感受，在遇到困难的时候能获得支持的机会也更少了。

但是，事实是我们周围有许多潜在的团体。让我们看看有哪些方法可以让你和它们取得联系。

互联网是一个共同体

令人惊讶的是，人们对使用互联网有如此多的刻板印象。当我第一次问玛丽亚她是否会通过互联网和人们联系时，她说："你在和我开玩笑吗？只有失败者才会这么做！"她真的认为在网上结识新朋友是失败者的象征。但是，我们对认识新朋友的刻板印象似乎更适用于过去的情况，在互联网出现的 30 年前。各种各样的人都发现互联网的影响力和效率令人难以置信。你只需要按下一个键，就可能和数百万人取得联系。你可以根据兴趣、年龄、位置和活动筛选出符合条件的人。这当然比站在嘈杂的吧台周围，和一群喝醉了的人互相喊话要好很多。

我们曾建议患者用互联网和人们取得联系，寻找朋友和恋人，并且取得了很大的成功。我们的一些患者登录了一些社交网站，人们可以在这个网站上找到和自己拥有相似兴趣的人，一起参加他们共同喜欢的活动。例如，一位女性很喜欢棒球，她登录了和其他人一起看棒球赛的网站。通过这种方式，她不仅可以观看自己喜爱的比赛，还遇到了一些有趣的人，而且这帮助她克服了自己对网上约会的偏见。

尽管这些网站非常棒，而且每天都会有新网站出现，但你也不会希望网络成为另一种回避面对面接触的方式。对于许多人来说，在家里上网是一件相当孤独的事情，所以，请把网络当成一种建立联系的方式，随后你可以计划和新朋友见面。

但是，在和网上认识的人见面时需要小心谨慎，因为你不了解他们的背景，也不知道他们告知你的信息是否真实。你可以花些时间了解你在网上认识的朋友。不要给他们钱，也不要投入太多的感情。花一点时间了解某个人是有趣的。你也可能会认识一生的挚交。有些人和他们在网络上认识的人快乐地结婚了，如果你像我一样，我肯定你会认识几个这样的人。

建立你自己的团体关系

互联网是一个很强大的工具，但是，你也可以找到和人们面对面接触的机会。你甚至可以借助互联网来找到他们。例如，我刚刚打开了一个名为"寻找志愿者"的网站，输入"纽约市"，就找到了 1 588 个为志愿者组织的工作机会。许多城市有类似"纽约关怀"的网站和组织，这些组织主要为志愿者提供许多工作机会。参加志愿者组织很棒的一点是，你知道有人正在依靠你，有人需要你的帮助。

你也可以通过加入远足俱乐部、自然小组、文化小组、当地博物馆、学习小组、读书俱乐部以及其他组织和人们保持联系。我记得，几年前我非常着迷于帆船和风帆冲浪运动，当时我的一位患者奥利维娅（Olivia）在和丈夫离婚后感到情绪低落。她是个喜欢户外运动的人，她感觉自己不适合在纽约生活。我建议她参加帆船运动课程。我对她说："这是可以经常外出的一个好方法，而且你可能会遇到像你一样喜欢冒险、热爱大海的人。"她尝试了，而且她真的爱上了帆船运动。在参加帆船运动课程几个月之后，她签约去了加勒比海地区的一艘船上做船员。在那里，她和船长展开了一段恋情。一年后，她辞去了工作，和船长一起去欧洲航行。当时我想，她只是做了一件有趣的事，但是，几年后她和对方结婚了。现在，我不是在向你保证，参加一项新的运动或活动会带给你一段浪漫的冒险，但是，谁知道呢？

我的一位患者桑德拉（Sandra）在寻找志愿者团体方面别出心裁。她心爱的猫死了，她感到非常悲痛。几个月后，她感到特别孤独和悲伤，我告诉她，在我家的狗死了之后，我和妻子是如何继续面对这件事的。我们在乡下的一个收容所当志愿者，带着收容所的狗到树林里散步。这对我们俩来说非常有效，因为我们很想念我们的狗，在带着收容所的狗散步的时候，我们感受到了爱和温暖。桑德拉决定试一试。她去了一家当地的动物收容所，问负责人她是否可以每周做几个小时的志愿工作。她去动物收容所和猫咪们"社交"，也就是抚摸它们，和它们一起玩。她是一个喜欢说话、讨人喜欢的人，后来她遇到了其他的志愿者，收获了新的友谊。那年的感恩节，她和收容所的几个朋友一起，在其中一个人的家里吃晚餐。这是一次尝试，而且对桑德拉来说，这抚平了她内心的伤痕。

孤独是不必要的，特别是如果你可以将关心和善意给予他人。当你让某个人变得更快乐时，你不太可能会感到孤独和难受。当有一个孩子期望得到你的教导时，你不太可能会感觉自己的人生没有任何意义。我们活着不是为了孤独地生活。我们活着是为了与他人保持联系，彼此需要。

有一只宠物需要你

珍妮（Jenny）在丈夫爱德华多（Eduardo）去世后一直情绪很低落。尽管她拥有爱她的朋友和家人，但她还是很想念爱德华多的陪伴。当我们谈到她和爱德华多共度的美好时光时，我可以看出来她真的需要去爱某个人，也需要某个人来爱她。我们都在想，要到哪里找到这种爱。当她谈到自己的女儿埃琳娜（Elena）的时候（埃琳娜非常爱她的妈妈），我发现珍妮也深爱着埃琳娜生活中的"一个人"。

埃琳娜有一只猫和一只狗，当埃琳娜出门的时候，珍妮会帮她照顾它们。"我真的喜欢她的猫，它让我感觉就好像再次拥有了一个家庭一样。"然后，珍妮想到，她可以自己养一只猫。"但是，我不知道要到哪里去找一只猫。"她说道。所以，埃琳娜和珍妮去了当地的一家动物收容所，她们找到了希帕（Sheeba）。希帕有它自己的故事，它曾经被另一户人家收养，但是她太"喜欢说话"了，一直"喵喵"叫，总在要求着什么。那正是珍妮所需要的，像希帕这样不断提出要求可以使珍妮一直感觉自己被需要。希帕也需要珍妮。希帕已经进了收容所的"死囚牢房"，还有三天它就会被执行安乐死。

当希帕从笼子里伸出她的爪子时，她们俩就"一见钟情"了。九年过去了，她们一直陪伴着对方。珍妮也参加了志愿者工作，她拥有许多朋友，不过她很爱那只猫。你可能会说，希帕是一只"被拯救的猫"，但是，我在想，到底是谁救了谁呢？

结　　论

我们在人生的某些时刻都体验过孤独。我知道，当我刚搬回纽约的时候，我感到非常孤独。于是我决定对自己运用认知疗法。我特别安排了一些独自一人的活动，还有一些和其他人一起参加的活动。我一直寻找和别人对话的机会。运用认知疗法应对孤独有很大的优势，那就是它可以让你立刻感觉有所好转。

独自一人也可以为你创造机会，而且，你可以拥有更多自由。你可以不依靠任何人，独自去电影院、博物馆、餐厅，或者参加任何活动。当你独自一人的时候，你也有更多机会认识新朋友。你可以更自由地与他人交谈，特别是如果那里有一个人也是独自出行的话。

挑战你的孤独

- 如果你感到孤独，可能是你的抑郁症正在扭曲你的想法，让你感觉独自一人完全是糟糕的。反思一下你对独自一人所做的假设。
- 你认为认识新朋友很难吗？这比你想象的容易多了。
- 你认为，如果你独自一人，就必须感到难过吗？你可以挑战这些想法，享受独处的时光。

（续）

- 你认为只有失败者才会孤身一人吗？孤身一人只是一种情况；我们无法根据它推断出那个人的任何信息。有一些很棒的人也孤身一人。你可能是其中之一。

- 你想象过，如果你独自一人，你就无法做你想做的事情吗？如去餐厅吃饭，或是去看电影？试一试。即使你是一个人，你也可以做任何你想做的事情。

- 改变你对互联网的刻板印象，互联网是一种可以认识那些和你有相同兴趣且希望和别人建立联系的人的良好平台。

- 你可以建立自己的团体关系。和一个文化组织、远足团队、图书俱乐部或一个需要你帮助的志愿者组织建立联系。

- 动物是很好的陪伴者（去动物收容所可能会带给你很多收获）。那里有宠物需要你！

第 11 章

"我的爱情正在离我远去"：
如何巩固你的亲密关系

在菲莉丝（Phyllis）和拉尔夫（Ralph）结婚六年后，他们的女儿琳达（Linda）出生了。菲莉丝辞去了工作，待在家照顾了琳达一段时间，然后，菲莉丝变得抑郁了。拉尔夫努力支持着菲莉丝，但他的工作很忙，而且通常回来得比较晚，来不及和她们一起吃晚餐。因此，菲莉丝变得越来越抑郁，她会生闷气，常常板着脸，而且在拉尔夫回到家之后对他漠不关心。菲莉丝感觉自己没有以前那么有魅力了，感觉自己更加悲观，而且没有动力去做任何事情。她很易怒，而且她对拉尔夫产生了很多负面情绪。如果拉尔夫在看报纸，没有和她交谈或者向她表达爱意，她就会想："他对我不感兴趣。"或"他觉得我没有魅力。"菲莉丝开始不太在意自己的外表了。"何必呢？"她告诉我，"反正他已经对我失去了兴趣。"

菲莉丝一直处于消极状态，而且对任何事物都缺乏兴趣，这开始对拉尔夫产生影响。他开始想："自从我们有了琳达以后，她就对我失去兴趣了。她什么也不想做，并且总是很消极。"于是，拉尔夫也开始变得沉默不语。直到我有机会和拉尔夫单独交谈了一次，我才知道了他的想法，并且把双方的想法结合起来。菲莉丝认为拉尔夫对她失去了兴趣，而拉尔夫则认为菲莉丝对他失去了兴趣。讽刺的是，两个人的想法都有一部分是对的，一部分是错的。菲莉丝的冷漠是抑郁症的一种症状。拉尔夫认为这段亲密关系陷入了困境，因为对菲莉丝展现自己的兴趣常会使她产生更多的负面情绪。

亲密关系和抑郁症

如你所知，抑郁症有许多成因，亲密关系可能就是其中之一。无论对男性还是女性来说，亲密关系中的矛盾和抑郁症都高度相关。首先，亲密关系中的矛盾可能导致你患上抑郁症：如果你或你的伴侣对你们的亲密关系感到不满意，那么你们中的一个人或双方很有可能会在某些时刻感觉抑郁。实际上，亲密关系出现问题的女性陷入抑郁的可能性是亲密关系未出现问题的女性的 25 倍。反之，抑郁症也可能导致亲密关系出现问题。实际上，亲密关系出现问题的情侣或夫妻中至少有一方患有抑郁症的概率是 50%。

在此，我用"婚姻"泛指亲密、稳定的伴侣关系，而不仅仅指夫妻关系。即使现在你没有伴侣，未来你也可能找到伴侣，所以，现在或许就是学习如何建立一段更好的亲密关系的最佳时机。通过学习如何避免犯一些容易犯的错误，你就能做好更充分的准备，在下一次开始建立一段亲密关系的时候，更好地经营这段关系。本章的内容不仅可以指导你避免在亲密关系中犯错，还能帮助你成为一个更好的伴侣。

恶性循环

亲密关系中的矛盾可能会让你更绝望，让你感觉很压抑，而且你没有办法改变这种情况。如果你的伴侣很挑剔，这可能会让你的自尊心受挫。生活中有回报的体验越来越少，你感觉越来越孤独，而且比以前更易怒。你感觉没有人关心你的情绪，甚至可能会有不安全感。

正如我所说的，你的抑郁症可能会导致亲密关系出现问题，你的亲密关系也可能会导致你患上抑郁症。另一方面，当你抑郁的时候，你可能会用最消极的方式看待你的亲密关系。你可能会用"主观臆断"（如"他觉得我没有魅力"）、"个人化归因"（如"他加班是因为他不爱我"）、"非黑即白的思维"（如"她应该一直对我很深情"），以及"小题大做"（如"我们吵架了，这真是糟透了"）的思维方式思考问题。此外，你可能会很自然地认为你的伴侣故意让你不开心，你可能会"以偏概全"（如"她总是在挑剔我"）。当问题出现的时候，你可能会责怪自己。

抑郁症会影响你看待事物的方式，它也会让你用一种特殊的方式与伴侣进行互动。当我们感觉抑郁的时候，会向伴侣抱怨很多，并且常常会反复表达自己的消极感受和想法，会常常避免和伴侣进行眼神交流，在说话的时候会迟疑很长时间，而且可能会常常叹气。我们可能会回避、生闷气，并且拒绝和伴侣一起参加愉快的活动。当我们的伴侣提出建议时，我们可能会拒绝采纳，甚至抱怨说："你就是不理解我。"我们甚至可能会诱导对方做出消极的反馈——"你觉得我没有魅力，是不是？"或者，我们会过度寻求安全感——"你还爱我吗？"

当感觉抑郁的时候，我们可能会把伴侣提出的建议错误地解读成批评。亲密关系出现问题可能就是这种批评的结果。如果你常常被批评，你就很难感到愉快。我发现，我的患者常常认为自己被对方批评，或者对方不爱他们，直到我有机会和患者的伴侣私下交谈并且观察他们之间的互动后，我才知道事实是怎样的。我发现每个人的故事都有三个版本：丈夫的、妻子的，还有事实本身。大部分情况下，双方的想法中都有些是对的，有些是错的。他们的想法都不是客观事实。重要的是他们是否愿意改变自己做事和说话的方式。这就是我在本章中将要探讨的内容。

改变你的亲密关系可能会对你的抑郁症产生很大的影响。实际上，如果亲密关系中的矛盾和抑郁症有关，双方同时接受心理治疗（遵循本章阐述的观点）和单独接受心理治疗同样有效，这能够帮助他们克服抑郁症。伴侣疗法能改善抑郁症，也能解决让你变得抑郁的亲密关系中存在的问题。这可以说是一举两得——抑郁程度减轻，同时获得一段更好的亲密关系。如果你的伴侣正在和抑郁症做斗争，本章的内容将会帮助你理解发生了什么，以及你可以怎样帮助伴侣渡过难关。

找到问题的根源

你的亲密关系遇到瓶颈可能有很多原因。在本章里，我们将探讨许多人都会经历的主要困难。在阅读和探讨本章内容的过程中，你和你的伴侣将获益匪浅。关键是要认识到，如果你的亲密关系的状况变得更糟，那么你的抑郁症也可能会加剧。好消息是，今天你就可以开始采取一些应对措施。

我们都有自己的亲密关系"理论"，但是，这些理论可能会带来一些问题。许多人会认为，他们的伴侣的性格是问题所在。常常有患者向我抱怨："他冷淡而且刻板"或者"她的要求太多了"。这些人认为，他们的另一半需要完全改变自己的性格，这样他们的亲密关系才会变得更好。因为这几乎是不可能的，所以他们感觉自己被自己的抑郁思维困住了，并且感到绝望。

认知行为治疗师有不同的解决方法。我们认为，患者与伴侣之间出现问题是他们用令人痛苦的方式互动的结果。例如，如果你可以在亲密关系中做如下这些事情，情况会如何呢？

- 给彼此更多回报
- 更多地表达感激之情
- 更多地关注积极方面，而非消极方面
- 不要再提过去，关注现在你们能把什么事情做得更好
- 接受你们之间的差异
- 更有耐心
- 更深情
- 感觉有人关心自己
- 从伴侣那得到认可和理解
- 一起提升解决问题的能力

我还可以继续写下去，但是，如果你做了以上这些事情，你在亲密关系

中会感觉更好吗？你的伴侣会感觉更好吗？如果你们的感觉都变得更好了，这会对你的抑郁症或你的伴侣的抑郁症带来什么影响呢？

难道你不想尝试一下，看看结果会如何吗？

如果你思考一下以上清单中的共同点，你就会发现，每一条都是一种行为或一个想法。你可以改变自己行动的方式，也可以改变自己思考的方式，有时候几乎立刻就可以做出改变。如果你改变了自己行动和思考的方式，最终你就可以改变自己的思维方式。由此，你就很有可能看到你的亲密关系和抑郁症都得到改善。你不需要回顾童年的经历，深入挖掘你受过的伤痛，以及遇到的每个问题。今天你就可以改善你的亲密关系。

回应感受

让我们先来看看你和伴侣是如何回应彼此的感受的。看一看以下这些表述，问问自己，你们两个有没有说过这样的话。

- 你总是这么消极。
- 别再想它了。
- 不要抱怨了。能拥有现在的这一切，你已经很幸运了。
- 你觉得有些抑郁。你就不能变得快乐一点吗？

如果你听过这些话，就会知道它们一点积极的作用也没有，只会让你感觉更糟糕。你感觉伴侣不想听你讲你的感受，不认为你有权利情绪低落，而且只希望你重新振作起来。你感觉自己被否定和忽视了。我们都需要伴侣关心我们的感受，而且愿意和我们分享她们的情感。我们不一定需要伴侣帮我们解决每一个问题，但是我们肯定希望对方足够关心那个困扰着我们的问题。

现在，如果你或你的伴侣在对方情绪低落的时候说如下这些话，会如何？

- 我知道，你有这种感觉一定很难熬。
- 由于你看待事物的方式，你会情绪低落是正常的。
- 你可能常常觉得，人们不理解这对你来说有多难受。
- 你一定认为，这种低落的情绪会持续很长时间。有这种感觉一定很难熬。
- 我希望你知道，我会一直在这里支持你。
- 我不想让你认为好像我不想聆听你的感受一样。但是，如果我还能做些什么来帮你感觉好一点，请告诉我。你的感受对我而言真的很重要。

这些表达都很简单，但它们有力地传递了你们关心对方、尊重对方的感受。

分享问题，而不是解决问题

有时候当我们的伴侣向我们倾诉自己遇到的问题时，为了表示支持，我们会立刻提出解决方案。我们会说："你可以这样做"或者"你的想法是错的"。有时候这些解决方案和观点也许可以帮上忙。但是，如果用错了时机，它们传递的信息就是"我不想听你讲自己的感受""已经够了"或者"你不够理性"。我们可能不是这个意思，但我们的伴侣可能会这样解读。

文尼（Vinnie）就是这样对待他的妻子辛西娅（Cynthia）的。辛西娅一直告诉文尼，她在和老板（要求高而且反复无常的一个人）一起工作时遇到了哪些困难，而且她的同事喜怒无常，而文尼一直告诉辛西娅，有很多方法可以解决这个问题。令他惊讶的是，他的充满善意的建议让事情变得更糟糕了。辛西娅感觉文尼一直在告诉自己应该怎么做，而没有聆听自己的感受，所以她对文尼更生气了。"你不明白。"辛西娅抱怨道，她觉得文尼是一个"典型的"试图控制自己、告诉自己该做什么和该作何感受的男人。从某种程度上来说，她是对的。文尼是"解决问题先生"，而辛西娅想要的是"感受问题先生"。

当我们情绪低落的时候，我们希望伴侣关心我们，愿意聆听困扰我们的问题，希望自己不会被忽略或嘲笑，希望伴侣关心我们。我对文尼说："有时候，当辛西娅向你讲述一个问题时，你不需要急于解决这个问题。或许辛西娅想要别人聆听她的感受，而不是帮她解决问题。"这个方法非常有效。第二天，文尼决定采取"认可模式"，他问辛西娅的感受如何，肯定她的感觉，并且问她是否觉得自己真的在和她交流。在他们讨论过后，辛西娅遇到了什么问题似乎已经不重要了，因为她感觉文尼是一位真正的"伴侣"。

有时候，如果你聆听了对方的问题，它就不再是问题了。

我和我的同事在研究过程中发现，抑郁症患者认为别人不认可自己，不关心自己的情绪，别人从来没有过像自己那样糟糕的感觉，而且他们认为自己的感受没有任何意义。所以，如果你的伴侣感到抑郁，你可以做出改变。你可以和伴侣探讨他们的感受。

关键是，如何与一个抑郁的人交流呢？最有效的方法是，让他明白，你关心他的悲伤和抑郁的感受，你真的理解他的情绪。

你可以做如下这些事情。

- 邀请你的伴侣分享他们的感受。"我知道你现在很难过，请把你的感受告诉我。"
- 同情：识别你的伴侣的情绪。"听起来你感觉很难过，而且对自己的感觉很糟，有时候甚至会感到绝望。"
- 认可：从你的伴侣分享的看法和感受中了解一些事实。"如果你因此而责怪自己，我就能理解为什么你会感到悲伤和绝望。"当我们认可对方的时候，我们表明了自己知道对方的感受是有道理的。我们理解对方的感受。

- 询问：询问更多关于对方的感受、想法和需要的信息。例如，不要只是点头说："我明白。"要对伴侣的感受更加好奇："听起来，有时候你会感到悲伤、绝望。你还有哪些感受？"

- 询问你在问题中扮演的角色。当我们和伴侣之间出现分歧时，我们不希望感觉是其中某一个人引发了问题。例如，文尼认识到，当自己告诉辛西娅该如何做才能让她感觉好一些时，辛西娅对他感到生气。在表达同情、认可，并且询问过其他的感受之后，是时候迈出下一步了："听起来，有时候你感觉你的感受对我而言并没有那么重要。你可以告诉我，我做了什么让你产生了这种感觉吗？"

- 询问接下来该怎么做。当你确定自己在问题中扮演的角色后，很自然就能展开下一步，询问你可以做些什么让事情变得更好。让你的伴侣说得具体一些。不要接受"对我更好一些"的说法。问一问对方"我说些什么或者做些什么会让你感觉我关心你，可以举一些例子吗？"

让你的伴侣感觉有人关心自己

在用这种方式和伴侣沟通过后，你可以进一步让伴侣感觉你是关心她的，而且你理解她的情绪。请尝试使用以下这些方法。

1. 理解对方的感受：告诉你的伴侣，考虑到发生的事情以及她的思维方式，你明白她的情绪是合理的。可以告诉对方："其他人也会有这种感觉。""考虑到你看待事物的方式，你的感受是有道理的。""不只你一个人会这样想。"

2. 扩展感受的范围：帮助你的伴侣明白情绪有很多种，而不仅仅是一种。情绪会出现，然后消逝，情绪是非常复杂的，而且情绪的强度也各不相同。"你拥有那么多不同的情绪，一些是积极的，一些是消极的。""我知道你觉得很难过，但是，你还有其他的情绪吗？""你有复杂的情绪吗？"

3. 减少羞耻感和罪恶感：帮助你的伴侣理解有各种感受不是软弱的标志，而是正常的。"我们都会有消极的情绪。你有情绪表明你对某种事物产生了强烈的感受，因为它们对你而言很重要。当你有各种感受的时候，你是最具有人情味的。"

4. 接受伴侣的痛苦：当你爱一个人的时候，你就想为其提供帮助，让对方感觉好一些。有时候这么做可以帮助对方，但有时候这可能会让对方觉得，你认为他的痛苦太沉重了，你不想听他诉说自己的痛苦。你可以这样告诉对方你接受他的痛苦："我知道你现在很不好受，我接受你无法一直保持乐观。"接受和认可是相辅相成的。

5. 把情绪和更高的价值联系在一起：有时候你的情绪可以反映你珍视的事物——能力、爱情、归属感或责任感。你可以这样向伴侣表达支持："我知道这些事情让你觉得烦恼，因为你真的很看重它们。"

放下对错

伴侣治疗中最难做到的一件事是，帮助患者认识到，即使他们的抱怨是正确的，这些抱怨也不会帮助他们拥有一段更好的亲密关系。"她太情绪化了。"一位男士向我解释为什么他和妻子之间的关系会出现问题。即使他是对的（实际上我不同意），保持绝对客观也不会让他们的关系更亲近。没有人会说："因为我知道了事实，所以现在我的性生活更和谐了。"

你可能一直在证明你是对的，即使这么做是不合适的。你和伴侣被困在了一个个小型审判中。今天他起诉你，明天你起诉他。当你是被告时，你总是会输，因为起诉人也兼任法官。这些小型审判在继续，每一次你都会输。你认识到，即使今天你是起诉人，你可能赢了这场"官司"，但输掉了快乐。

这么做总是会两败俱伤。

责备对方更好，还是解决问题更好？我发现，不幸福的人会更多地责备对方，而非建立良好的亲密关系。但是，选择权在你手中。你可以放下对错，和你的伴侣一起改善你们的亲密关系。

改变消极想法

当我们在亲密关系中感到不快乐时，我们常会用一种带有偏见的、消极的方式来看待一切事物，我们会深受某些扭曲想法的影响，使糟糕的情况变得更糟，而且在有些情况下，可能会把好的情况变得一团糟。在前几章中，我们已经探讨过自动想法以及它们在抑郁症中所起的作用。当你抑郁的时候，这些想法会以某种可识别的模式自发地出现，在你看来这些想法似乎是有道理的，而且它们会让你产生消极的感觉。但是，自动想法只是一些想法，它们可能是对的，也可能是错的。让我们更深入地了解一下这些熟悉的自动想法（我称之为"十二忌讳"）是如何对抑郁的伴侣产生影响的，并且看一看我们可以如何应对这些想法。

1. 贴标签：你认为你的伴侣有一个消极的性格特征，而且你认为对方永远不会改变，如"他是被动攻击型的人""她有点神经质"。你可以不给你的伴侣贴标签，而是寻找其行为中的"可变性"，如"有时候他会对我很冷漠，但有时候他也会和我互动。让我问问他，是什么原因导致他不和我交流。"

2. 预测未来：你预测未来，预料情况永远不会变得更好，这让你感到无助和绝望，如"他永远不会改变""我在婚姻中永远不会快乐"。你可以关注你现在可以说或做的具体事情，如本章中介绍的一些练习。另一个很好的选择是，回忆一些挑战"一切都不会好转"这个观点的积极体验。在后文中你可以在一项叫作"发现伴侣的优点"的练习中学到更多。

3. 主观臆断：你毫无依据地推断出，你的伴侣是有敌意的或自私的，如"你不在乎我的感觉""你这么说是因为你想报复我"。你可以问你的伴侣想表达什么，或者他的感受是怎样的。有时候，对你的伴侣保留一点疑问是有益的。"他只是想放松一会儿"的解读比"他觉得我无趣"更好。

4. 灾难性思维：当出现矛盾或问题时，你认为世界末日就要来临了，或者你的婚姻是一场灾难，如"我受不了她一直唠叨""我们最近都没有亲密接触，这太糟糕了"。所有的伴侣都会遇到问题，其中有一些问题令人很苦恼。你可以承认，这对你们来说很艰难，但是，这也是一个学习沟通和练习新技能的机会。你们可以在解决问题的过程中汲取经验，让你们共同成长。

5. 情绪推理：你感到抑郁和焦虑，然后你总结得出，你之所以产生这些情绪是因为你的婚姻失败了。你会想："我们的婚姻一定很糟糕，因为我不快乐。""我对他没有以前那样的感觉了。所以，我们不再相爱了。"你的情绪可能会起伏不定，这取决于你和伴侣的行为。辛西娅一想到她的婚姻就感到非常抑郁，但是，有几次她在文尼身边时感觉真的很好。情绪是多变的，而且情绪不会总是告诉你一切可能有多好。很重要的一点是，问问自己，当你们在一起感觉非常幸福的时候，你们在做什么事？

6. 灰色眼镜：你集中关注亲密关系中的消极体验，看不到或回想不起积极的体验。你可能会抱怨过去的一系列事情，听起来就像是在审判你的伴侣一样。你也许会说："上周你对我很粗鲁。""你和那个人交谈的时候完全忽略了我。"这时候，"发现你的伴侣的优点"的想法就很有用了，它能让你摘掉灰色眼镜。你也可以列出伴侣的积极特质，提醒自己正确看待对方的消极特质。我们都会做一些愚蠢的事，但摘下灰色的眼镜，提醒自己还有很多积极的方面会很有帮助。

7. 非黑即白的思维：你把你们的互动描述成完全好的或完全坏的，忽视了你和伴侣共同经历的快乐时光。你会想："你从来都对我不好。""你从来都不表达你的爱意。""你总是非常消极。"当你用"总是"和"从来"这些词的时候，请试着假设自己是错的。例如，当菲莉丝开始在拉尔夫身上寻找积极的特质时，她意识到，有时候他是深情的，而且他也给予了菲莉丝很多回报。检验你的扭曲的和带有偏见的消极思维的最佳方法就是认清事实。可能事实不像它们看上去那么可怕。

8. 忽视积极的事情：你可能看到了亲密关系中的积极的点，但忽视了它们。你会想："那是妻子或丈夫应该做的。""他做了那件事，又如何呢？这不算什么。"或者"你说的这些事情都不重要。"每件积极的事情都应该被重视，只有这样，才能积累善意。实际上，如果你开始重视积极的事情，而不是忽略它们，那么这些事情对你们来说就不再是无关紧要的了。文尼很高兴地了解到，他所做的很小的事情，像是称赞辛西娅，会给辛西娅带来很大的影响。这让他变得没那么挑剔了，而且文尼开始关注辛西娅的积极特质，这帮助他认识到，他们共同经历的许多美好的事情要比偶尔发生的消极的事情（可能是抑郁症引起的）更重要。

9. 觉得自己应该做好任何事的思维：你为自己的亲密关系设定了一连串的"戒律"，而且你会因为没有做到"应该做的事"而责备自己（当你抑郁的时候）或伴侣（当你生气的时候）。这些使人不得安宁的消极想法没有尽头，如下所示。

即使我不开口，我的伴侣也应该知道我想要什么。

如果我的伴侣不按照我期望的去做，我就应该惩罚他。

我不应该对我的伴侣感到不满意（厌恶、生气等）。

我不需要努力经营一段关系，它应该是自然而然地发展下去的。

我不需要等待改变发生，对方应该立刻做出改变。

我的伴侣应该先改变自己。

都是他的错，为什么我应该改变？

如果我不能为所欲为，我就应该抱怨（生闷气、冷漠、放弃）。

我们的性生活应该总是很棒的。

如果我被别人吸引，这意味着我不应该继续维持这段婚姻。

我应该努力在我们所有的冲突中成为赢家。

我的伴侣应该接受我本来的样子。

如果我们之间出现了问题，这就意味着我们之间的关系很糟糕。

现在，诚实地面对自己。这些"应该做的事"是在帮助你们还是在伤害你们？我敢保证，你做越多"应该做的事"，你就会越不幸福。与谈论事情"应该"是什么样的相比，你可以考虑自己怎么做会让情况变得更好。用"如何做"和"让我们试一试"来代替"应该"。不要总认为"我们的性生活应该更好"，你可以想想采取什么行动才会有帮助，如"我们可以给对方传递信息"或者"我们可以约定一个时间来表达爱意"。互相要求对方"应该"做某些事不会改善你们的亲密关系，而采取不同的行动，用一种关心对方的方式来沟通，你就有可能取得进展。

10. 个人化归因：你认为伴侣有某些情绪和行为原因在于你，或者你把责任全部归结到自己身上。你会想："他的心情很糟是因为我。""如果不是因为我，我们就不会出现这些问题。"出现问题几乎从来都不是一个人的责任，跳探戈需要两个人，痛苦也是两个人共同造成的。菲莉丝把很多问题的原因都归结到自己身上，她认为拉尔夫想一个人待着是因为他觉得自己很无聊。但实际上，拉尔夫在工作结束后非常疲惫，他需要一点时间来让自己放松。这和菲莉丝无关，而是因为拉尔夫一天的繁忙工作。

11. 完美主义：你为亲密关系设定了不现实的高标准，而且你用这种标准来衡量自己的亲密关系。你认为："我们的关系不如之前了，所以这段关系不值得我们再维持下去了。""我们之间出现了问题，所以我们的关系维持不下去了。"完美主义的问题在于它一定会让你们感到痛苦。你可能认为自己在坚持理想，但实际上你在让自己和伴侣失望。没有哪段亲密关系是完美的，而且没有哪段亲密关系需要是完美的。当文尼和辛西娅认识到完美主义有多么没有意义和令人沮丧后，他们就能积极地经营他们的关系。"我意识到，我们永远也不会从彼此那里得到所有我们想要的东西，但是，我们依然可以满足对方的很多需求。"文尼最终说道。放弃做到完美，而且不再要求辛西娅也这么做，对文尼来说是一个突破。

12. 责怪他人：你认为亲密关系中出现的所有问题都因伴侣而起。你会想："如果不是她，我们就不会有这些问题。"或者"他和我吵架，所以我们合不来。"这些消极想法都有一部分是正确的，但是责怪伴侣只会让你感觉无助和压抑。更好的方法是使用这里概述的所有技巧，试着和对方"一起解决这个问题"。你们可以认可彼此，共同承担解决问题的责任，发现彼此的好，给予彼此回报，计划一起做一些积极的事情，并且接受彼此之间的差异。这肯定比责怪彼此、变成受害者要好得多。

改变行为

通常很有帮助的做法是，诚实地面对自己，你和伴侣一起回顾你们的行为，然后问问自己这么做是否有用。你们同意以下观点吗？

- 我的伴侣总是在批评我。
- 我的伴侣瞧不起我。
- 我的伴侣不相信我。
- 我的伴侣不感激我为其做的事情。
- 我的伴侣总是想自己说了算。
- 我们似乎无法一起解决问题。
- 我总是试图赢对方。
- 如果我感觉烦躁了，我就会远离对方。
- 我的伴侣就是问题所在。

当亲密关系中的双方不关注彼此的优点，不夸奖彼此或者不向对方表达感激之情时，双方就会产生以上这些想法。有时候，我们没有给予伴侣很多回报，但我们依然期望他们给予我们回报，好好对待我们。但是，这是相互的，如果你不给予伴侣回报，那么你也得不到任何回报。

回报可以是夸奖、关注、感谢、爱意，或者任何能让伴侣感觉更美好的东西。抑郁的伴侣常会因为感觉没有从对方那里获得回报，而不再给予对方回报。这遵循了亲密关系中的互惠原则，你得到了什么，就给予什么。因此，如果你获得了回报，你可能也会给予伴侣回报。类似地，如果你被惩罚了，你可能会通过退缩或批评惩罚你的伴侣。当一对伴侣遇到困难时，常会发生的情况是，一方减少给予对方的回报，而另一方也会这么做，这就证实了双方心中的想法，即这段关系缺少回报。拉尔夫和菲莉丝之间的关系就体现了这一点。菲莉丝因为感觉压抑就开始逃避现实，拉尔夫也开始逃避现实。他们都爱着对方，都希望能渡过难关，但是他们都停止了交流。这让他们对彼此更加失望。

反省你为何拒绝给予伴侣回报

你可能不愿给予你的伴侣回报，并且你有"很好的理由"。让我们来看一看这些理由是什么："为什么我应该赞美我的伴侣？他从来没有赞美过我！"你可能感觉伴侣并没有赞美过你，你可能是对的，也有可能是错的。但是，做什么才可以让事情变得更好，谁先跨出第一步？你可能得先做一些积极的事情，才能得到你想要的结果。不要忘记，你和伴侣在很长一段时间里一直在教对方不要给予彼此奖励。所以，教会对方更积极的做事方式也需要花些时间。

但是，你可能会反对，你会想："我怎么知道她喜欢什么？似乎无论我做什么事都无法让她高兴起来！"这是一个很好的观点。抑郁的伴侣常常会花太多时间抱怨自己没有得到什么，而几乎不会表达自己所拥有的东西。所以，第一步将是帮助对方知道做什么事情可以给自己回报。你们可以制作一份清单，把那些会让你感觉很好的积极行为列出来，即使只是暂时让你感觉很好的行为也可以，但需要具体一些。例如，菲莉丝写给拉尔夫的清单中包括：聆听我的感受，肯定我，更深情一些，帮忙做家务，花些时间读书给孩子听，告诉我我有魅力，夸奖我的行为，一起去骑车，带我去不错的餐厅吃饭（只有我们两个人）。

你也可能会抱怨："为什么我应该告诉他我喜欢什么？即使我不说，他也应该知道我喜欢什么。"我们常会假设我们的伴侣应该完全了解我们的想法。如果真是如此，那情况会好很多，但不幸的是，他们无法时刻猜透我们的想法。想象一下，你走进一家餐厅，服务员对你说："你决定好了点些什么吗？"你回答说："你应该知道。你已经在这里工作了一段时间了。"因此，只有具体地告诉对方你的需求，这些需求才可能被满足。

或者你可能会说："为什么我应该听她的？她都不听我的。"这是一种失败的策略，即等待你的伴侣先改变，然后再采取积极的行动。我有另外一个主意，如果你想让对方听你的，那么你就得先学习如何聆听。

发现你的伴侣的优点

让我们假设，你已经知道给予伴侣回报是有意义的。心理学中的第一定律是："如果你想让他人再次做出某种行为，就需要奖励这种行为。"越快给予奖励越好。当你的伴侣做了你想让他做的事情时，你可以给予他回报，告诉他你需要什么。不要浪费时间了解关于伴侣动机的理论。一位聪明的妻子曾经说过："你的意思是我应该像训练我的狗一样训练我的丈夫吗？"作为一个丈夫，我知道我们可以学习，我们只是需要一点引导。

我建议你从"发现伴侣的优点"开始。无论何时，当伴侣做出任何积极的行动时，请尽快给予他回报。你可以参考如下这些方法。

- 指出具体的行为：不要说"你对我很好"，因为这很难让对方知道你夸奖的是其什么行为。可以具体一些："我真感谢你做了晚餐。""你和我一起谈论我的工作真的让我感觉很好。"你在告知伴侣你希望他怎么做。指出具体的行为，那样你的伴侣就会知道未来要怎么做能让你感到开心。

- 问你的伴侣，你做的哪些事情给他带来了回报：如果你想改善自己的亲密关系，就让伴侣告诉你他需要什么而不要自己猜测。如果你早就知道他需要什么，你一定已经做得很好了，你们之间也就不会出现这些问题。你需要让你的伴侣指出具体的行为，例如："你说希望我对你更好一点，你可以举一些更具体一些的例子，就像是你喜欢我对你说什么或做什么吗？"

- 不要在这个阶段争吵，你只是在尝试搜集信息：你可能和许多人一样，想为自己辩护。但是请先暂时把辩护放在一边。不要申辩说："但是，我已经做了那些事情。"即使你已经做了"那些事情"，你的伴侣也需要将具体问题指出来，然后你们才能更深入地理解对方的需求。

- 你还记得上周你的伴侣做了或说了什么，让你感到很快乐吗？这是一个很好的机会，它让你可以做一些"积极的追踪"。制作一份清单，列出伴侣每天会做的积极的事情，把清单贴在冰箱上或家里的布告牌上，每天都留意它。你需要把细小的事情也列出来，实际上，很小的积极的事情能发挥很大的作用。如果能留意到这些细小的事情，你就向伴侣传递了一条清晰、明确的信息，即你真的会注意任何积极的事情。这会让你的伴侣感觉自己倍受重视。毕竟，你真的会希望只有在送了一份昂贵的礼物时对方才感谢你吗？

对菲莉丝和拉尔夫来说，这种自助式的"家庭作业"能带来很多启发。因为菲莉丝"发现"拉尔夫很好，他会聆听她的感受，而且会称赞她。同时，拉尔夫了解到某些简单的情感技巧可以发挥强大的作用。他曾经认为，只有解决问题和提供不错的生活条件才是重要的问题。菲莉丝感谢他帮助自己解决问题，也感谢他努力工作挣钱养家，但是，她也想要一位情感上的伴侣。

看到对方的优点有另一个好处，就是当对方发现我们的好时，我们会感觉自己受到了重视。我们都想知道自己所做的事情是有用的。我知道，我和我的狗都希望知道我的妻子想要什么。我们是具有可塑性的。

不要破坏你的成功

你有没有说过类似"你从来没为我做过任何事情"这样的话？这是非黑即白的思维，你把某件事扩展到了所有事情上。你的伴侣听到这样的话之后会感觉无论自己做什么，你都熟视无睹。

如果你对伴侣说："今天晚上你帮了我。但是，你几乎从来没帮过我。"你一方面给予了夸奖，另一方面却狠狠地抨击了对方。你的伴侣只会记住批评而非赞美。

"为什么你不能更深情、更体贴更多地帮助我一些呢？"你的许多"为什么"听起来就像是指控。你的伴侣可能会觉得，唯一符合逻辑的答案就是自我批评，他会想："为什么？因为我是个傻瓜。"你需要用"我很喜欢你做（某件具体的事）"代替"为什么"。

你会回避问题和生闷气吗？你可能认为，回避就向对方传递了一条信息，即你不高兴了。但是，回避很少会带来任何有益的结果，而且可能会让你们觉得这段关系维系不下去了。你可以想象有个人说"当我开始经常生闷气之后，我的亲密关系变得好多了"吗？相反，我可以想象有人会说："在我开始给予伴侣回报和感激他，并且告诉他，他在满足我的一些需求方面做得很好之后，我们的亲密关系变得好多了。"

交流法则

文尼和辛西娅似乎一直在争吵。当他们不争吵的时候，两个人都会变得很冷漠。即使处于休战状态，他们也会心神不宁。

我们会和别人产生分歧，但是，如果我们在和别人探讨事情的时候能够遵循一些规则，不是会更好吗？大部分争吵是具有破坏性的，所以毫无益处。这并不意味着你永远不应该和伴侣产生分歧。但是，如果你和伴侣想要充分利用你们的分歧，那么制定一些基本法则会很有帮助。

如果你和伴侣在争吵时脾气都很暴躁，或者如果你在亲密关系中曾经被暴力对待，那么当你感到非常生气时，暂停一下。告诉伴侣你需要暂停一下，然后去另一个房间待至少 15 分钟。如果你的伴侣要求停止争吵，你就不要紧紧抓住对方不放。用这段时间来反思令你愤怒的想法，想出一种更适合表达你的需求的方式。然后，在讨论过程中遵循如下这些简单的法则，并且要保持头脑冷静。在一开始要遵循这些法则会有点难，因为你想占据上风，你想为自己辩护，想证明自己是对的。维护自己的亲密关系比证明自己是对的更重要。

　　看看下面的清单，你就会知道该做什么和不该做什么了。我们在争论和讨论问题的时候都会犯错。现在，你可以从自己所犯的错误中吸取教训。请和你的伴侣一起练习使用这些新的"交流法则"。

1. 把困难看成你们将共同解决的问题。例如，"我想，你下班回家后我们就遇到了一个问题。我们的关系似乎很紧张。我在想，我们是否可以一起努力，更好地解决这个问题。"

2. 围绕一个话题进行讨论。你不需要提到包括厨房水槽在内的所有事情，你应该围绕某一个问题进行讨论。例如："让我们讨论一下怎么分配家务。"

3. 活在当下。不要牢牢抓住令人痛苦的往事不放，活在此时此刻。例如："我在想我们是否可以谈一谈。这对我而言很重要，因为我很在乎你的想法。"

4. 承担一些责任。让你的伴侣明白你不是想责怪他，而是想和他更好地沟通，承认自己的不足之处。例如："我知道我们争吵过几次，我知道部分责任在我身上。有时候我太敏感了。我在想，我们是否可以想出一些更好的沟通方式。"

5. 邀请你的伴侣和你一起解决问题。让对方知道，你希望两个人能一起解决问题。例如："如果我们可以一起想出能给予彼此更多回报的方法，那该多棒啊！"

6. 询问对方关于解决方案的看法。让你的伴侣和你一起解决问题。例如："关于我们如何给予彼此更多回报，你有什么看法吗？我可以帮上什么忙吗？"

7. 找到共识。不要关注当下的分歧，找到双方共同的看法。例如："我很高兴，我们都同意一切将会变得更好，而且我们可以试着给予彼此更多回报。这是一个很好的起点。"

8. 尝试使用双方都认可的解决方案。把好的愿望和计划变成行动。例
如："让我们试着记录彼此所做的积极的事。我们先试行一周，看看
会发生什么，你觉得如何？"

不该做的事——我们都会犯的自我挫败的错误

现在，你可以使用很多工具让你的亲密关系给你带来更多回报。你已经
学习了一些方法，如向对方展示你尊重他的感受、一起解决问题，以及构建
更美满的亲密关系。但是，在现实层面，你有可能会重拾一些旧的坏习惯，
不要因此而泄气。这是变得更好的过程中的必经阶段。你需要养成积极的习
惯，并且继续努力消除消极的习惯。你需要注意和避免去做的一些事情如下
所示。

1. 提起过去对方犯的错误
2. 提起不相关的事情
3. 给你的伴侣贴标签
4. 问"为什么你总是……"
5. 生闷气
6. 威胁对方
7. 讲话时提高音量
8. 讽刺对方
9. 发牢骚
10. 揣测对方的动机
11. 试图赢对方

正如你要努力发现伴侣的优点一样，你也需要发现自己的不足之处，并

且努力停止这些自我挫败的行为。我们都曾经犯过这些错误，但是，请你问问自己这么做是否会让事情好转。

接受差异

想象一下，你拿出一根绳子，左手抓住绳子的一端，右手抓住另一端。你用尽全力，用两只手向外拉，最终你意识到，你是在和自己较量，你会发现在这个过程中你想打败的人是自己。

你在亲密关系中一直在挣扎，在抗议，在试图控制你的伴侣。你拉住绳子的一头，对方拉住另一头。你们因为差异发生争执。然后有一天，你们两个放开了绳子，和好了。你放弃了一件事，为的是做成另一件大事。因此，你需要放开你手里的绳子。

拉尔夫对商业感兴趣，菲莉丝对心理学感兴趣。但是，他们依然爱着彼此，而且他们很珍爱他们的孩子。他们之间的许多差异是争执的焦点——一个人说："你只关心生意和钱。"而另一个人说："你只想谈论人们为什么会做那样的事情。"

然后，他们发现，争执只是处理事情的一种方式。其实，他们也可以接受差异。他们可以说："你对某些事物感兴趣，而我对其他事物感兴趣，我们需要认可这个事实。有时候你可以做自己喜欢的事情，我也可以做我喜欢的事情。我们不需要在所有方面都一致。"

菲莉丝更喜欢谈论感受，拉尔夫更喜欢聚焦于事实。他们都试图让对方改变，变得"更像自己"。但是，曾经吸引他们的正是彼此身上的不同点。拉尔夫说："我被她的温暖和热情所吸引，而且我可以发自内心地和她交流。"菲莉丝说："最初，我真的很欣赏他可以如此专注于自己的目标。我的父母很懒散，生活总是一片混乱。"所以，最初这些差异正是吸引彼此的特质。为什么不能接受差异，并且认识到其中有一些吸引人的地方呢？

靠近彼此的另一种方法是：把差异视为机会。也许你们可以从彼此身上学到些什么。菲莉丝和拉尔夫很有效地实践了这个方法，他们认识到自己可以教授对方一些很有价值的技巧。菲莉丝可以给拉尔夫讲一些情感方面的知识，帮助他探索自己的一些障碍。随着他们越来越多地谈到情感，她发现拉尔夫的父亲是一个"超级理性"的人，而拉尔夫的感受从未得到过认可。拉尔夫说："我从来不觉得他理解我。尽管如此，我知道他爱我。"拉尔夫也可以理解菲莉丝的混乱感源自哪里。她的父亲是个酒鬼，任何时候都可能勃然大怒，攻击她和她的母亲。这让菲莉丝对拉尔夫的批评或控制非常敏感。

现在，他们聆听彼此的看法，而不是试图改变彼此，所以他们可以用一种新的方式来处理亲密关系中的问题。菲莉丝可以理解拉尔夫真的需要认可和聆听，只是他没有意识到自己的需求，所以不知道如何提出要求。我记得拉尔夫眼里充满了泪水说道："当我还是个孩子的时候，我总是感到孤独。我会走进自己的房间读书，希望这种孤独感会消失。"他说这些话的时候我意识到，菲莉丝是一个"感受型的人"，并且正是他在成长过程中希望陪伴自己的那个人。不同之处是，现在他们结婚了。拉尔夫可以接受他们之间的差异，并且把这些差异看成人生中难得的机会。

结　论

我通常会让我的患者告诉我，他们可以如何改善自己的婚姻状况。但是，我意识到，我只听到了一个人的故事。如果能听到另一个人的讲解，我就可以获得更多信息。我没有把自己看成法官。我思考的是，双方可以如何学习改善他们的之间的关系。如果我的患者是一位妻子，但其丈夫对亲密关系不满意，那么如果我帮助这位丈夫做一些对两个人都有益的事情，那也会对妻子有帮助。在一段亲密关系中没有赢家和输家，不需要判断对和错，需要的是让两个人都感觉更好。

我们已经看到了，亲密关系可能会让你感觉抑郁，你的抑郁症也可能会影响你的亲密关系。无论是你还是你的伴侣（或你们两个人）正受到抑郁症的折磨，我都希望你们能一起阅读本章的内容，并且从现在开始，每天运用本章介绍的方法，让彼此变得更快乐。毕竟，你们是因为相爱才会结婚，一起生活，将来还可能一起养育孩子。即使你认为爱意变淡了，甚至消失了，事情也可能会发生变化。我曾经见过一些夫妻，他们的婚姻看上去已经没有希望了，但是他们能一起努力修复与彼此的关系。上个月，我收到以前的一位患者的一封电子邮件，他曾经和妻子分居了好几年。但后来他们复合了，现在他们非常相爱，能很好地沟通，而且知道对方对自己来说意味着整个世界。

请停止互相争斗，你们可以一起努力改善你们之间的亲密关系。现在，你掌握了一些有效的工具。不要试图赢对方。请努力让两个人都感觉对方关心自己，努力让两个人都感觉对方爱着自己，努力让你们的生活变得更幸福，努力让你们的亲密关系更长久。

如何巩固亲密关系

- 你的亲密关系和你或伴侣的抑郁症有关吗？你们做了哪些让彼此感到痛苦的事情？
- 聆听伴侣的感受。不要试着解决对方的问题，要聆听，表达同情。问问对方你在这个问题中扮演什么角色，你可以做些什么来让情况变得更好。
- 接纳伴侣的感受，帮助对方理解这些感受，让对方感觉有人关心自己。
- 放下想要赢对方的念头。解决问题比责备对方更重要。
- 注意消极的自动想法，它们可能会扭曲你对亲密关系的看法，让你的情况变得更糟。
- 给予伴侣回报。这么做你会更有可能获得回报。

（续）

- 反省你是否拒绝给予回报。是什么阻止你去做给予他人回报的事情？
- 发现伴侣的优点。要具体地告诉对方，其做了什么让你感到高兴，并且问对方你可以为其做些什么。
- 不要通过攻击对方、生闷气，或者问"为什么你不能……"的问题来破坏你的计划。
- 学习交流法则，一起有效地修复亲密关系。
- 避免犯一些容易犯的自我挫败的错误，如试图揣测伴侣的动机、提起过去对方犯的错误等。
- 接受你们之间的差异。这些差异可能是最初让你们走到一起的原因。看看你们是否可以不再试图改变彼此，而是向对方学习。

第 12 章

"我感觉好一些了，要怎么保持下去呢？"：如何预防旧病复发

我很想告诉你，一旦你的抑郁症有所好转，你感觉好起来了，这种状态就有可能会永远保持下去。你可能会保持下去，但也可能会病情复发。现在，我们意识到，对许多人来说，在他们的一生中很容易患上抑郁症。有些人比较容易复发，而有些人可能永远不会复发。如果你属于病情会复发的那一类人，那么你的病情发作的次数极有可能是 7 次。所以，如果你曾经得过抑郁症，今后你就有可能会复发。因此很重要的一点是，准备好预防抑郁症复发。

谁更有可能病情复发呢？有一些因素会让你变得更脆弱，从而使你更容易病情复发。这些因素包括抑郁症发作的次数、抑郁症早期发作的情况、酗酒、童年时期遭受虐待，以及患者自身特有的抑郁症的一些特点：反刍的方式、消极事件（如失业或个人矛盾）、人际关系矛盾、功能失调性态度、扭曲的想法（如非黑即白思维），以及扭曲思维（包括消极地看待事物及消极地行动）。在本章里，我们将会探讨抑郁症复发的早期征兆，那样你就可以尽早发现，尽快使病情有所好转。

好消息是，现在我们有几种非常有效的方法可以预防病情复发。这些方法包括：练习使用自助技巧，继续改善你的亲密关系，继续接受认知疗法或药物治疗，以及当你感觉好一些的时候使用新的正念技巧。这些方法将帮助你大大降低在接下来的几年里病情复发的可能性，而且如果你真的复发了，你也掌握了可以帮助自己的、曾经奏效过的工具的使用方法。医疗实践中有

一条基本规则，即曾经奏效的治疗方法可能会再次奏效。所以，我们应该充满希望。

坚持自助

对于那些有所好转，然后终止治疗的患者来说，认知行为疗法比药物治疗更能有效地预防复发。在认知行为疗法中完成自助家庭作业的患者在终止治疗之后更有可能不再复发。他们掌握了继续帮助自己的技巧。所以，对保持健康很重要的一点是坚持自助。

如果你认为本书中的技巧对你有帮助，那么你可以考虑，把对你有帮助的那些干预技巧列出来。我已经试着简化了这个步骤，我在每个章节的末尾都列出了总结性的自助技巧。看一看我列出的清单，挑出对你有帮助的技巧，或是抄写一份和你密切相关的章节末尾的清单。你应该可以挑出 10 到 20 个有用的技巧，你可以成为自己的认知治疗师。我的许多患者发现制作自我对话或自助卡片对他们很有帮助，这些卡片可以提醒他们自己有哪些消极的习惯，以及如何改变这些习惯。你的自我对话可以包括如何改变你的行为、你的思想和你的人际关系。你可以把自助卡片放在钱包里，存储在电脑、手机里，这样你就能随时浏览这些自助卡片。由此，你就准备好了随时面对抑郁的魔鬼。

自助的关键是通过做那些曾经帮助你好转的事情，使自己保持更好的状态。感觉更好是首要目标。为了保持更好的状态，你需要练习去做曾经对自己奏效的那些事，而且要清楚复发的征兆是否已经出现，那样你就可以在抑郁症复发势头增强之前做些什么来阻止病情复发。

你曾经因为什么患上抑郁症

有时候，抑郁症有特定的模式。引发抑郁症的是人际关系中的矛盾、难以实现的目标，还是孤独感？知道自己的弱点是什么很重要，因为知道之后你就可以做好充分的准备。例如，丹（Dan）患上抑郁症是因为孤独。我们制订了一份计划来观察孤独感何时会出现，并采取行动来消除它。例如，计划和朋友见面，参加志愿者活动，计划独自做一些事情。我们也识别出了当他感到孤独时会出现的典型的消极想法（例如，"我会永远孤独下去""我独自一人是因为我是个失败者"）。然后，我们一起总结得出，他可以在消极的想法或感受出现时做出一些理性反应。

是什么引发了你的抑郁症？下一次诱发因素出现时你可以做些什么？当诱发因素出现时，哪些消极想法出现了？你可以如何做出反应？

抑郁症的早期症状是什么

知道你的抑郁症的早期症状也很重要。这些症状可能包括失眠、失去兴趣、失去乐趣或悲伤。一些人的抑郁症早期症状是自我批评和沮丧。试着记住你的早期症状是什么，那样你就可以早些发现病情，并把它扭转过来。你可以回顾一下第 1 章里的抑郁症症状快速自查清单，看看你的症状是什么，以及哪些感受可能是病情复发的征兆。每周都做一遍这份简单的自测是个好主意，这样就可以确保你能早些发现问题。

你的行为有什么变化

当你抑郁的时候，你的行为会有什么不同？你会睡得更久，或是减少参与具有挑战性和有趣的活动吗？你会花很多时间消极地看电视或上网吗？你会沉迷于色情读物或影像吗？一些人留意到，当他们感到抑郁的时候，他们会喝更多酒、暴饮暴食，或者吃得更少。如果你知道抑郁症会如何改变你的行为，你就可以尽快采取行动。例如，如果你的抑郁症的早期症状是活动减少，那么拿出你的日常安排表，提前计划下一周的活动（如去健身俱乐部、散步、看电影、和朋友约会，或者去参观博物馆），让自己变得非常活跃。

如果你的早期症状是有损健康的行为，如喝酒或暴饮暴食，那么你就可以当一个月的"健康狂热分子"，少喝酒，坚持运动，吃有营养的食物，并且保证充足的睡眠。只有采取一些积极的行动，你才能继续前进。

使用你的回报菜单

若想要保持抗抑郁的生活方式，最简单的方法之一就是每天都做一些有回报的活动。不要等到自己准备好了再去做这些事，而是需要提前做好计划，然后实行。例如，我的回报菜单上有锻炼、走路去上班、听音乐、读书，以及悠闲地享受午餐。创建你自己的回报菜单，并持续增添新的内容。你也可以计划去做一些能带来回报的长期活动，例如旅行、给自己一份特别的礼物、学习新的技能，以及发展新的兴趣。（长期和短期的）回报菜单为你提供了一些值得去做并让你有所期待的事情。

你的想法有什么变化

当你陷入抑郁的时候，你会用一种典型的思维模式进行思考。回顾本书中的练习，看看你是否在试着做到完美、需要认可、害怕失败或需要确定性。看看你是否有典型的消极扭曲思维，如主观臆断（"她认为我很无趣"）、贴标签（"我很无趣"）、非黑即白思维（"什么对我都不管用"），或是忽视积极的事情（"他觉得我有趣并没有什么意义，因为他是我的朋友"）。当你感觉抑郁的时候，你会倾向于预测未来会发生消极的事情，并且认为将要发生的事情都很可怕吗？写一些自我对话或自助卡片来告诉自己如何挑战这些消极想法。例如，你可以在卡片上写"这么想的益处是什么"或是"证据表明了什么"或是"如果一位朋友遇到这种情况，我会给对方什么建议"或是"我可以违背我的想法行事。"

避免反刍

反刍可能是抑郁症复发的早期征兆，认识到这一点很重要。如果你发现自己困在了一个消极的想法中，脑海中一直在重复这个想法，心态变得越来越消极，就请回到第 8 章，看看自己是否可以开始运用其中的技巧。例如，你可以运用的技巧包括，发现自己正在反刍，思考反刍的代价和益处，设定反刍的时间限制，或者是学习接受事实。在自我对话或自助卡片上写一段简短的话，迅速开始执行你的抗反刍计划。想一想过去做些什么能让你不再反刍，那样你就可以尽快扭转反刍的状况。

给自己接种抗抑郁的疫苗

避免复发的最佳方式是，防止自己再次陷入引发抑郁症的消极行为和想法中。我喜欢和康复的患者一起进行角色扮演，我通常会说："让我们假设你又抑郁了。我扮演你的消极想法。让我们看看你会如何挑战它们。"或者，我会扮演消极行为模式的角色："你太累了，你应该在床上躺几个小时，那样你就可以保存能量，然后挑战我。"练习挑战你的消极模式可以预防你的抑郁症复发。

构建你的人际关系

我们已经看到了，你的人际关系会对抑郁症产生很大的影响。许多人留意到，在他们变得抑郁之后，他们会失去和其他人交往的兴趣，或是认为自己是别人的负担。你的抑郁症可能是从你孤立自己的时候开始形成的。如果是这样，你可以和这种倾向抗衡，制订计划和他人见面。或者，如果你发现自己在和别人一起的时候可能会抱怨得更多，并且集中关注消极的事情，你可以用我们在第 9 章中探讨的技巧发展更好的友谊。或者，如果在你开始感觉抑郁之后，你的亲密关系出现了问题，就回到第 11 章，看看你和你的伴侣可以如何更好地报答对方，停止消极对话，接受彼此的差异，并且共同解决问题。

选择和能带给你回报的人相处

和那些对你的态度很差、喜欢评判别人、消极的或令人沮丧的人相处可能会导致你的抑郁症复发。萨拉（Sarah）决定不再和卡伦（Karen）见面，因为卡伦酗酒，而且从来不帮助萨拉。萨拉还制作了一份清单，在其中列出了自己要避免与之相处的男性的特质——自恋、不忠诚，以及不可靠。曼纽尔（Manuel）制作了一份清单，他把自己人生中出现的所有人都列了出来，然后把这些人分成两类——会带来回报的人和不会带来回报的人。他决定和前者交往，避免和后者接触。如果你和能给予你回报的人相处，你会发现生活中美好的事物。

不要像令人沮丧的人那样说话

正如我们在第 9 章中探讨的那样，你应该及时发现并停止抱怨、评判或拒绝别人的支持，不要令你的朋友沮丧。马克（Mark）会把自己对女朋友抱怨过的事情记录下来，那样他就可以及时发现自己是否过分强调消极的事情。然后，他会提醒自己还有另一个选择："说一些你准备要做的积极有用的事情。"向你的朋友展现你积极的一面有助于你们保持良好的关系，而且也能防止你孤立自己并陷入抑郁。

给予你的朋友回报

朋友是让你保持理智的良药。你需要给予他们回报。卡伦会感谢朋友的支持，当朋友们告诉卡伦他们做的积极的事情时，她会称赞他们，当他们遇到问题的时候，她会表示同情并认可他们。提醒你的朋友你也在支持他们，他们就会在你身边支持你。

建立你的团体关系

不要与世隔绝。吉尔（Jill）通过每周在一个动物收容所工作一到两次，改变了自己孤立无援的状况。艾琳（Irene）加入了一个集会，交了新朋友，由此她感觉自己和别人的联系加强了。你也可以加入在线社区、职业团体和其他社会团体。和他人保持联系有助于保持心理健康。

巩固你的亲密关系

爱和良好的亲密关系是治疗抑郁症的良药。婚姻需要持续付出，就像永远保持健康一样。但是，这项工作可以是美妙的。你们可以每周进行简短的讨论——"为了让你的情况变得更好，我们可以做些什么？"练习积极倾听的技巧——复述、认可、询问。接受你们之间的差异，并从中学习，而非互相争斗。你付出爱，就会得到爱，付出是一个积极主动的过程。重要的不仅仅是你的感觉如何，还有你做了些什么。

继续接受治疗

如果在接受了认知行为治疗之后，你的病情有所好转，但是你的抑郁症曾经发作过几次，那么继续接受治疗可能会有帮助。如果你有反刍的习惯、人际交往方面的困难、持续的自尊问题、抑郁症反复发作，或者经常极度焦虑，那么继续接受治疗是个不错的选择。病情好转和保持良好的状态是自助的两个阶段。继续治疗可以帮助你保持良好的状态。如果继续接受治疗，你可以每个月或每六周见你的治疗师一次，让其掌握你的病情。继续接受治疗可以大大降低病情复发的可能性。

用药物治疗预防复发

如果你的抑郁症发作过两次或更多，而且你正在接受药物治疗，那么即使你的病情好转了，你和你的医生也应该考虑让你继续接受药物治疗。

一些患者可以在抑郁症康复之后的几个月里停止用药。其他患者，尤其是那些抑郁症发作过多次的患者，最好继续接受治疗，以防止病情复发。你永远不应该在未咨询医生的情况下终止药物治疗。

强化治疗

即使你正在接受药物治疗，你的抑郁症也可能发作。没有什么方法总是100%有效的，但是，继续治疗可以大大降低复发的风险。如果你的抑郁症真的复发了，你的医生可以考虑用其他治疗方法来强化治疗。

一些抑郁症发作过多次的患者会说："我不需要吃药，我感觉很好。"但是，你感觉很好，可能是因为你之前吃的药。所以，不要认为感觉好一些了就意味着你不会再复发了。通过阅读前文的内容，我们知道了行为、认知和人际疗法能很有效地防止抑郁症复发。你和你的医生可以一起决定选择哪一种治疗方法。

正念练习

我在本书中已经多次提过运用正念冥想技巧的练习，如观察云朵或想象自己和雪花一起飘落等。正念是对当下不加以评判的一种觉知。医学界发现正念也有助于预防抑郁症复发。辛德尔·西格尔（Zindel Segal）教授、马克·威廉姆斯（Mark Williams）教授、约翰·蒂斯代尔（John Teasdale）教授都认识到，最容易复发的抑郁症患者极易陷入消极思维中，很难摆脱消极想法和感受。因此，他们广泛借鉴正念觉知和正念冥想练习，创建了一种治疗方法。最初，他们把这种治疗模式称为"注意力训练"，因为这项练习的目的是帮助个体训练注意力，用一种不加评判的方式体验当下。如今，这种治疗方法的更为常见的叫法是"正念认知疗法"（Mindfulness-Based Cognitive

Therapy，MBCT）。

正念认知疗法以一个为期八周的减轻压力的项目为基础，正念认知疗法和其他疗法相结合，可以大大降低抑郁症复发的可能性。请和你的医生讨论是否要接受这种治疗，不过，近期的一项研究表明，在 15 个月的时间里，与让患者单纯接受抗抑郁药物治疗相比，运用正念认知疗法可以更有效地改善患者的病情。但是，正念认知疗法可能无法帮助所有的抑郁症患者不再复发。我们建议患者在接受正念认知疗法的同时，定期进行正念练习。

接下来，我会介绍一些正念练习方法。正念需要练习，不要试图控制，不要试图超越，给自己和自己的心灵成长的时间和空间。练习正念是让你的觉知逐渐觉醒，接受和观察此刻的呼吸、感觉和想法的过程。

如果这项练习对你有用，你可以考虑在生活中持续运用正念练习。在美国，有很多提供基本冥想指导的课程和讲习班，那些想要更深入地练习正念的人也可以参加长期的活动。基本的原则和技巧是通用的，方法之间存在差异，但是它们之间的共同点更重要。

呼吸的正念觉知

以舒服的姿势坐着，自然地呼吸。呼吸的时候，留意自己的呼吸。每一次呼吸都转瞬即逝。注意你的呼吸，留意你的注意力是如何转向其他的想法、声音和感觉的。慢慢地让注意力回到呼吸上。专注地呼吸，留意呼吸的时刻，这个时刻也会过去。然后，另一个时刻又到来，你让这个时刻随着呼吸消逝，你感到很轻松。

你会留意到自己的思维很忙。它在评判、思考、期待、记忆。它一直在邀请你跟随它并遵从它。当我第一次尝试做这个练习的时候，我的注意力会经常转移到其他的想法上——我来得及完成我的工作吗？街上传来的声音是哪来的？我做得对吗？我意识到，我的思维完全离开了当下。在做正念练习时，你要试着置身事外，集中注意力，轻轻地对自己说："那个想法又出现了"，同时让自己的注意力回到此刻，回到你的呼吸上。

所以，通过对呼吸的正念觉知，你的注意力慢慢回到呼吸上，呼吸成为你的中心，你远离了所有其他的想法。这能帮助你训练你的注意力，让它保持在呼吸上。你正在形成一种和想法之间的不同于以往的关系。你的想法一直在控制你，让你分心。现在，它们只是一些想法，呼吸是中心。

全身扫描

当你以一个舒服的姿势躺着或坐着的时候，开始呼吸练习，慢慢留意自己吸气、呼气。然后留意你的胃，观察它有什么感觉。留意你吸进来的气进入你的胃，然后又出去——慢慢观察那股气进入你的胃，又出去。然后，注意你的左肩，想象气息进入左肩，又跑出去。留意你的左肩的感觉——发热或紧张感，伴随着那种感觉吸气、呼气。然后对你的左手臂，做同样的事情。依次注意你身体的其他部位，你的右手、左手、双腿、双脚。花几分钟时间留意你的身体有什么感觉，然后把这种感觉注入身体的各个部位。将注意力集中在当下，觉知有哪些感受，觉知此刻的变化。

扩大你的觉知

闭上眼睛，当你觉知呼吸一段时间后，让你的注意力停留在你周围的事物上。将注意力慢慢从呼吸转移到房间，你听到了一些声音，你记忆中有一些画面，然后让注意力回到呼吸。让你的注意力转移到房间周围的建筑和空间，然后觉知房子周围的空间。闭着眼睛，你觉知到了周围更大的空间。然后，让你的注意力转移到天空中的云朵，想象看见九霄云外的更大的空间。然后，让注意力转移到地球上，你正在向下看，地球成了你脚下的一个小小的星球。然后，将你的思绪带入更遥远的太空，进入银河系的星球中，觉知周围的一切。

可能你觉得自己消失了片刻。

想法和情绪的正念觉知

在练习正念冥想的过程中，你留意到了自己的感觉、想法和情绪。而在此之前，有时候你会陷入其中，有时候你会害怕它们。你要么遵从，要么逃避。但是，在正念呼吸时，你可以观察你的想法和感觉，退后一步，做一个观察者，只是观看，不作评判。你退后一步说："那个想法出现了"或"悲伤出现了"或"痛苦出现了"。你没有挑战这些想法，因为现在你只是一个观察者。你可以看着这些想法——一个想法出现又消失，然后另一个想法出现了。你的注意力回到你的呼吸上。每个想法和感觉都只是在出现之后又立刻消失，就像海浪拍打着海岸，然后退回大海中，然后另一波海浪又会出现一样。

仁爱

你可能已经留意到，你会经常感到气愤、悲伤，或害怕你的想法、感受和感觉。你想让这些感觉永远消失，那样你就可以让事情变得如你所愿。但是现在，通过正念觉知和接受当下的一切，你观察着自己的悲伤，你留意到，你的内心、你的眼睛都有这种感觉。现在，你召唤你的爱、仁慈和接纳，将它们注入你的悲伤，注入那种沉重的感觉。你说："我在这里，我会接纳悲伤，我会接纳你并且建立一个我们共同的家园。"你可以想象你的爱意注入每个悲伤的细胞，用你的头脑和心爱抚它。你为这种感觉营造了空间，现在它就在这里，然后它消失了。你的仁慈和爱流入、流出，伴随着一次次呼吸，缓缓地流动。

结　　论

对于许多人来说，抑郁症是一种反复发作的病症，在许多人的一生中病情会多次发作。但是，通过运用本章介绍的所有方法，你可以大大降低抑郁症复发的可能性。你可以将本书中的一些方法当作指南，与抑郁对抗。

当你患上抑郁症的时候，你不是无助的。我的一位病情好转且状态一直很好的患者对我说："我留意到，现在我会更自然地做出理性的反应，而不是像以前一样习惯性地产生消极想法。"有一位患者打电话给我，推荐他的朋友来我这里看诊。我已经有 12 年没见过他了。他说："我还在用你教我的那些技巧。"他的抑郁症一直没有复发。另一位患者在接受治疗的几年后，又重新回来接受治疗。这次他丢了工作，他又感到抑郁了。我们安排他重新接受药物治疗，并且开始制订计划，让他变得积极、主动，并且大大改变了他的消极思维。这次，他比第一次接受治疗时好转得更快了。

让你好转的技巧可以让你保持良好的状态。但是，你必须合理运用它们，就像锻炼一样，你要坚持运用这些技巧，让它们成为你生活中的一部分。

预防复发

- 坚持使用帮助你好转的自助技巧。从本书中挑出对你最有帮助的那些技巧，制作一份你可以随时拿出来看的清单或是一些自助卡片。
- 警惕可能会复发的征兆。这会让你做好心理准备。曾经是什么因素导致你患上了抑郁症？你患抑郁症的早期症状是什么？
- 当你抑郁的时候，你的行为会发生哪些变化？留意这些变化，当它们出现时，阻止它们继续发展。创建一份回报菜单并使用它。
- 当你感觉抑郁的时候，你的想法会发生什么变化？写一些自我对话或自助卡片，当消极想法出现时，挑战它们。
- 反刍是抑郁症的常见警报信号。如果你发现自己陷入反复思考消极想法的模式，就重新阅读第 8 章里的技巧，它们能帮助你克服反刍。

（续）

- 通过挑战引起抑郁症的想法和行为，给自己接种抑郁症的疫苗。我喜欢和患者一起进行角色扮演，我扮演抑郁症的"声音"，由他们做出回答。

- 当你感觉抑郁的时候，你的人际关系会发生什么变化？留意自己是否会开始孤立自己，或是更多地抱怨，并采取行动扭转这些变化。

- 选择和能给你提供帮助的人相处。和那些评判你，对你态度很差，或会让你感到沮丧的人相处会让你的抑郁症更容易复发。

- 做一个能给予别人回报的朋友。感谢他们支持你，当他们需要帮助的时候，帮助他们，而且不要做一个令人沮丧的人。

- 建立你的团体关系。通过加入在线团体、职业组织或参加志愿者队伍，让自己和外界保持联系。

- 良好的亲密关系可以让你的病情有所好转。做一些积极的事情来让亲密关系顺利进展下去。

- 如果以往的认知行为疗法使你的病情有所好转，请考虑继续接受这种疗法，每个月或每六周见你的治疗师一次，让其掌握你的病情，尤其是如果你的抑郁症曾经复发过多次，你就更要继续接受治疗。

- 如果你曾经接受过药物治疗，当你好转以后，请咨询你的医生。

- 如果你在接受药物治疗期间病情复发了，请咨询你的医生。

- 用正念练习培养对此刻的觉知，不进行评判，不试图控制，退后一步，观察你的想法，只把它们视为一些想法。

第 13 章
最后的想法

我曾经治疗过很多受抑郁症之苦的患者。在写本书的时候，我需要仔细回想这些治疗经历。在浏览资料的时候，我想起了一些多年未见的患者的名字。有一位女士在离婚后感觉自己的生活失去了意义，但是，她逐步重建了充满意义的个人生活和职业生涯。有一位 50 多岁的男士曾经长期酗酒，滥用药物，过着自我挫败的生活，这让他感到很绝望。每年圣诞节他都会寄一张贺卡给我。现在，他不再酗酒，不再抑郁，而且对他而言最重要的是，他正在帮助其他人克服成瘾，他过上了一种充满意义的生活。他的故事让我感到温暖，因为我知道他鼓舞了许多人。这是一种"乘数效应"①——我帮助了他，现在他帮助了更多人。

我也想到了我和患者曾经共同努力挽救过的几段婚姻。有时候，这个过程真的很艰难。一对夫妻走进我的房间，其中一方或双方会感到非常绝望。他们可能已经好几个月没有性生活，一方（或双方）感到抑郁，他们总是争吵或回避对方。但是，他们在这里学会了如何沟通、让步和坚持。他们学会了如何原谅。他们学会了如何再次获得快乐。毕竟，他们是因为非常相爱才走到一起的。努力去做一件对你很重要的事情（努力让你的亲密关系变得更好）常常是你可以为改善抑郁症所做的最好的事情。

我想到了琳达，她在接受治疗后病情有了好转。几年后，她的生活中发

---

① 乘数效应是一种宏观的经济效应，也是一种宏观经济控制手段，是指经济活动中某一变量的增减所引起的经济总量变化的连锁反应程度。——译者注

生了很可怕的事情。她的一个女儿残疾了，另一个女儿夭折了，她丈夫的公司几近破产。尽管这些可怕的事情降临到她和她的家人身上，但她也能够承受。我意识到，只要拥有正确的工具，愿意去面对现实，并且获得了支持，人类几乎能够应对任何事情。

我想起了我的邻居，一位年迈的女士。她曾经住院，一条腿需要截肢。她72岁了，自从成年后她就一直处于抑郁的状态。她的医生说，如果她不同意截肢，就会因为感染而死去。她认为，活着本来就是令人痛苦的，截肢只是另一件让她感到绝望的事，为什么还要活着？但是，我想她应该给自己一个机会。她已经断断续续接受谈话治疗很多年，她一直在讲述童年和令自己失望的事情。传统疗法对她不起作用。但是，她还没有试过药物治疗。我对她说："你还没试过吃抗抑郁药。你不知道吃了药以后自己会有什么反应。为什么不做个实验，接受截肢手术，开始吃抗抑郁药，然后看看自己会有什么感觉？在那之后，你也随时可以结束自己的生命。"

她感谢我鼓励了她，但是她说一切对她而言都是没有任何希望的。不过，接下来的一周她做了手术，并且开始服用药物。令她感到惊讶的是，她的心情在几周内得到了改善。她的伴侣每天都会来看她，和她说话，她一边讲故事给他听，一边和他下西洋双陆棋。即使是截肢之后，她的生活也变得更美好了。她的生活中出现了新的希望。

他们的故事也可以成为你的故事。

抑郁症是你人生中的一个巨大障碍。它让你无法享受人人都拥有的简单的快乐。有时候，它会让你成为自己最糟糕的敌人，因为你会因为每一件不完美的事情而批评自己。当你努力寻找意义和希望的时候，它在黑暗中笼罩着你。但是，抑郁症是可以被打败的。

我之前提过，每天和感觉抑郁的人见面不会让我变得抑郁。这是因为，他们的情况很有可能会好转。如果你陷入了抑郁，你就会知道度过每一天有多难。你可能没有精力，也无法享受任何事情，你看不到希望，而且不知道该做什么。当人们告诉你振作起来的时候，你感到生气，甚至感觉被羞辱了。你感觉自己孤身一人，没有人能真正理解你的状况。你感觉生活很空虚，日子一天天过去，即使和别人在一起，你也觉得很孤单。你的悲伤似乎没有尽头。你会想为什么要继续活下去？

这就是我每天都听到的故事。面对笼罩着你的黑暗，我拿出了我的治疗工具。我们可以考虑改变你的思维方式，试着改变你的某些行为和表达感受的方式。我建议你制订一些短期的计划——明天、下周的计划，或许有时我们也可以思考下个月或明年的计划。我慢慢地、坚定地、直接地鼓励你开始新的生活，我认识到这对你来说很难，但是，我也认识到，停滞不前对你来说更难熬。

也许我的建议有时候显得很天真。你会说："他说得那么容易，他知道什么？"是的，这些是合理的怀疑，合理的抱怨。我知道这不容易。这就像是治疗背痛的物理疗法一样。现在这可能很难，但是未来会变得容易一些。这就像是养成不易养成的新习惯一样。我一直在劝说你参加更多活动，你说："我没有精力。"我说："可能参加了活动，你就有精力了。可能你需要在动力出现之前采取行动。"你或许会看着我，就好像我来自另一个星球一样，但是我还是会对你说："试一试又会有什么坏处呢？"

还记得我们在本书的一开始讨论的内容吗？我意识到你可能会说："我不能这么做，因为我感觉很抑郁。我不能锻炼，不能打电话给我的朋友，不能工作。抑郁症让我什么也做不了。"但是，为什么不做些什么来对抗你的抑郁症呢？当你做这些事情的时候，请试着记录自己的真实感受。请尝试这么做，否则你就永远不知道会有什么结果。

或许你会说："我的抑郁症是真实存在的。我有充分的理由感到抑郁。"是的，你有一些理由感到悲伤。我们都会遭遇一些可怕的事情。但是，想一想孩子残疾的那位母亲，想一想有 35 年酗酒历史的那位男士，想一想一条腿被截肢的那位年迈的女士。他们都有理由继续抑郁和绝望下去。但是，他们已经康复。我知道，我见证了他们的改变。

当你再次攀登生活之巅时，你也许仍然会滑下来。有时候，你会被黑暗和阴郁所笼罩。有时候，活下去似乎是不值得的。但是，心情会变，事情会变，你也可以做出改变。本书向你介绍了许多工具和方法，可以帮助你重新回到属于你的地方。

在深夜中最黑暗的时刻，也有希望。你有出路，有一扇通往希望的门，黑夜终将结束。当你康复的时候，一些事物会唤醒你的内心。你一直在沉睡，但现在已经从噩梦中醒来了。

太阳升起来了，天亮了。

附　　录
进一步治疗的资源

如何找到一位优秀的认知行为治疗师

找到合适的治疗师是你自助过程中一个重要的部分。你应该有条理地寻找你的治疗师，并且对他充满信心。当你和治疗师交谈时，你可以问问他接受了什么样的训练，他在认知行为治疗方面有哪些经验。在和治疗师见过面之后，让他描述一下治疗计划，问问他将如何测量你的进步，以及他可能会使用哪些技巧。大部分认知行为治疗师会让你填写一些报告自我情况的表格，你应该自己也保留一份，那样你就可以衡量自己取得的进步。

多维完美主义量表

正如我们在第 5 章中了解到的，抑郁症可能是你的完美主义思维的结果。多维完美主义量表可以用来评估多方面的完美主义。以下是完美主义的不同分量表。把你的分数相加，看看哪一个分量表最能代表你的情况，其中不存在分界点。依据这些分量表分析你的完美主义。

- 担心错误分量表包括第 9、10、13、14、18、21、23、25、34 条。这个分量表反映了你面对错误时会采取的消极行动，认为错误等同于失败的倾向，以及担心如果你失败了，就会失去他人的尊重。
- 个人标准分量表包括第 4、6、12、16、19、24、30 条，它反映了你设定非常高标准的倾向，以及在评价自己时过分看重这些高标准。

- 父母期望分量表包括第 1、11、15、20、26 条，它反映了你认为父母为你设定了非常高的目标。
- 父母批评分量表指的是第 3、5、22、35 条，它反映了你认为父母现在（或过去）对你批评得过多。
- 行动的疑虑分量表指的是第 17、28、32、33 条，它反映了你怀疑自己完成任务的能力。
- 条理性分量表包括第 2、7、8、27、29、31 条，这个分量表的维度有些独立，但某些维度也有关。它测量了条理性的倾向，反映了过分强调有秩序、有条理，这种表现常常和完美主义有关。

量表	分数
担心错误	
个人标准	
父母期望	
父母批评	
行动的疑虑	
以上量表的得分总和	
条理性 *	
* 条理性量表单独计分，不包括在总分中。	

看看你在不同分量表上的得分，试着评估自己是否或多或少存在不同类型的完美主义。对于这个量表和分量表来说，不存在绝对的"正常情况"，但是你可以了解自己是否有完美主义的倾向。在看完本书的全部章节之后，以及在你的抑郁症症状减轻之后，你可能会想再做一遍这个测试。你认为你的完美主义可能和你的抑郁症、自尊、犹豫不决或你害怕犯错有关吗？你的完美主义思想让你更容易后悔吗？

致　谢

　　首先，我要感谢那么多信任我、让我有幸帮助他们解决问题且有勇气与抑郁症对抗的人们。我的患者教会了我，人们可以如何在看似无望的痛苦面前鼓起勇气。我在实践中掌握的大部分知识都要归功于他们。感谢你们让我参与你们的人生。

　　我非常感激我的导师和朋友，认知行为疗法之父——亚伦·T. 贝克，他的工作激励着很多人。我也非常感激来自世界各地的许多研究者，我对抑郁症及其治疗方法的理解，正是归功于他们，而且他们的工作一直在促使我提升帮助患者的能力。他们的成果体现在了本书当中，他们是：布拉德·奥尔福德（Brad Alford）、戴维·D. 伯恩斯（David D. Burns）、戴维·A. 克拉克（David A. Clark）、罗布·德如贝斯（Rob DeRubeis）、诺姆·爱泼斯坦（Norm Epstein）、康妮·哈门（Connie Hammen）、艾利森·哈维（Allison Harvey）、苏珊·诺伦 - 霍克西玛（Susan Nolen-Hoeksema）、史蒂夫·霍朗（Steve Hollon）、谢里·约翰逊（Sheri Johnson）、托马斯·乔伊纳（Thomas Joiner）、乔恩·卡巴金（Jon Kabat-Zinn）、沃伦·曼塞尔（Warren Mansell）、科里·纽曼（Cory Newman）、科斯塔斯·帕帕耶奥尔尤（Costas Papageorgiou）、约翰·里斯金德（John Riskind）、津德尔·西格尔（Zindel Segal）、马蒂·塞利格曼（Marty Seligman）、罗兹·沙弗兰（Roz Shafran）、琼·特文格（Jean Twenge）和阿德里安·韦尔斯（Adrian Wells）。

　　我的来自英国的好朋友保罗·吉尔伯特（Paul Gilbert）一直支持着我，他真的是一个既智慧、富有同情心又幽默的人。弗兰克·达迪里奥（Frank Dattilio）、菲利普·塔塔（Philip Tata）、丹尼斯·蒂尔奇（Dennis Tirch）和拉塔·麦金（Lata McGinn）一直都是我的朋友和同事，我要感谢他们一直以来对我的支持。我也想感谢我在美国认知疗法协会的同事，他们非常耐心地聆听我讲述本书中的大部分观点。我的助理编辑普那姆·梅尔瓦尼（Poonam Melwani）出色地协助我完成了本书的写作工作。我也感谢 Hay House 的帕蒂·吉夫特（Patty Gift）和萨莉·梅森（Sally Mason），她们给予了我很大的支持。我的代理人鲍勃·迪福里奥（Bob Diforio）几年来一直在尽心尽力地支持我的工作。他是一个非常有斗志的人。

　　当然，我最感激的是我的妻子海伦（Helen），我不知道该用什么样的话语来表达我对她的感激之情。

版权声明

好书推荐

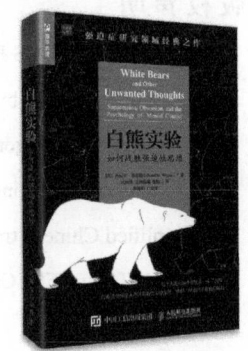

基本信息

书名：《白熊实验：如何战胜强迫性思维》

作者：［美］丹尼尔·韦格纳（Daniel M. Wegner）

定价：49.00 元

书号：978-7-115-48535-9

出版社：人民邮电出版社

出版日期：2018 年 07 月

推荐理由

★ 哈佛大学推荐读物

★ 开启强迫症研究大门的心理学经典图书

★ 享誉心理学界的社会心理学家丹尼尔·韦格纳的代表作

★ 韦格纳用幽默诙谐的语言，以解析大众日常心理现象为出发点，利用数个
  经典的实验研究，深度剖析了潜藏在我们脑中的强迫性思维的运行机制，
  以及压抑、强迫与精神控制这三者之间的内在联系，为我们揭秘了摆脱强
  迫性思维的有效科学途径

★ 是想要了解自己在日常中反复出现的不想要的想法，以及强迫症领域知识
  的读者的不二之选

作者简介

［美］丹尼尔·韦格纳

· 美国首屈一指的社会心理学家

· 哈佛大学心理学系教授

· 美国科学促进会和美国艺术科学院的研究员

· 因对思维抑制与意识控制的研究享誉心理学界

毕生获得的奖项有：

· 威廉·詹姆斯奖

· 美国心理协会颁发的杰出科学贡献奖

· 实验社会心理学颁发的杰出科学家奖

· 人格与社会心理学协会颁发的坎贝尔奖

· SPSP 颁发的理论创新大奖